全国中医药行业高等教育"十四五"规划教材

全国高等中医药院校规划教材（第十一版）

医药数据管理与可视化分析

（供医学、药学、管理学、数据科学、计算机类等专业用）

主　编　马星光

中国中医药出版社

·北　京·

图书在版编目（CIP）数据

医药数据管理与可视化分析 / 马星光主编 . —北京：
中国中医药出版社，2023.8
全国中医药行业高等教育"十四五"规划教材
ISBN 978-7-5132-8172-0

Ⅰ.①医…　Ⅱ.①马…　Ⅲ.①数据处理—应用—
中国医药学—中医学院—教材　Ⅳ.① R2-03

中国国家版本馆 CIP 数据核字（2023）第 089772 号

融合出版数字化资源服务说明

全国中医药行业高等教育"十四五"规划教材为融合教材，各教材相关数字化资源（电子教材、PPT 课件、
视频、复习思考题等）在全国中医药行业教育云平台"医开讲"发布。

资源访问说明

扫描右方二维码下载"医开讲 APP"或到"医开讲网站"（网址：www.e-lesson.cn）注
册登录，输入封底"序列号"进行账号绑定后即可访问相关数字化资源（注意：序列号
只可绑定一个账号，为避免不必要的损失，请您刮开序列号立即进行账号绑定激活）。

资源下载说明

本书有配套 PPT 课件，供教师下载使用，请到"医开讲网站"（网址：www.e-lesson.cn）认证教师身份
后，搜索书名进入具体图书页面实现下载。

中国中医药出版社出版

北京经济技术开发区科创十三街 31 号院二区 8 号楼
邮政编码　100176
传真　010-64405721
三河市同力彩印有限公司印刷
各地新华书店经销

开本 889×1194　1/16　印张 12　字数 318 千字
2023 年 8 月第 1 版　2023 年 8 月第 1 次印刷
书号　ISBN 978-7-5132-8172-0

定价　49.00 元
网址　www.cptcm.com

服 务 热 线　010-64405510　　微信服务号　zgzyycbs
购 书 热 线　010-89535836　　微商城网址　https://kdt.im/LIdUGr
维 权 打 假　010-64405753　　天猫旗舰店网址　https://zgzyycbs.tmall.com

如有印装质量问题请与本社出版部联系（010-64405510）

全国中医药行业高等教育"十四五"规划教材
全国高等中医药院校规划教材（第十一版）

《医药数据管理与可视化分析》
编 委 会

主 编
马星光（北京中医药大学）

副主编
李　明（山东中医药大学）　　　　　韦昌法（湖南中医药大学）
杨　琴（江西中医药大学）　　　　　杨　莉（云南中医药大学）
杨海丰（湖北中医药大学）　　　　　顾　铮（南京中医药大学）
胡绿慧（成都中医药大学）

编 委
甘昕艳（广西中医药大学）　　　　　王晓东（内蒙古医科大学）
李晓伟（天津中医药大学）　　　　　李　丹（黑龙江中医药大学）
任　真（甘肃中医药大学）　　　　　信伟华（首都医科大学）
简　雄（海南医学院）　　　　　　　李　玮（山西中医药大学）
陈　林（福建中医药大学）　　　　　王健庆（浙江中医药大学）
王秋杰（重庆中医药学院）　　　　　王甜宇（辽宁中医药大学）
曾　萍（贵州中医药大学）　　　　　白　茹（长春中医药大学）
刘慧玲（广州中医药大学）　　　　　张　格（河南中医药大学）
李　健（首都医科大学附属北京同仁医院）　　胡灵芝（陕西中医药大学）
田翔华（新疆医科大学）　　　　　　唐　燕（北京中医药大学）

《医药数据管理与可视化分析》
融合出版数字化资源编创委员会

全国中医药行业高等教育"十四五"规划教材
全国高等中医药院校规划教材（第十一版）

李灿东（福建中医药大学校长）

杨　柱（贵州中医药大学党委书记）

余曙光（成都中医药大学校长）

谷晓红（教育部高等学校中医学类专业教学指导委员会主任委员、北京中医药大学教授）

冷向阳（长春中医药大学校长）

宋春生（中国中医药出版社有限公司董事长）

陈　忠（浙江中医药大学校长）

季　光（上海中医药大学校长）

赵继荣（甘肃中医药大学校长）

郝慧琴（山西中医药大学党委书记）

胡　刚（南京中医药大学校长）

姚　春（广西中医药大学校长）

徐安龙（教育部高等学校中西医结合类专业教学指导委员会主任委员、北京中医药大学校长）

高秀梅（天津中医药大学校长）

高维娟（河北中医药大学校长）

郭宏伟（黑龙江中医药大学校长）

彭代银（安徽中医药大学校长）

戴爱国（湖南中医药大学党委书记）

秘书长（兼）

陆建伟（国家中医药管理局人事教育司司长）

宋春生（中国中医药出版社有限公司董事长）

办公室主任

张欣霞（国家中医药管理局人事教育司副司长）

张峘宇（中国中医药出版社有限公司副总经理）

办公室成员

陈令轩（国家中医药管理局人事教育司综合协调处副处长）

李秀明（中国中医药出版社有限公司总编辑）

李占永（中国中医药出版社有限公司副总编辑）

芮立新（中国中医药出版社有限公司副总编辑）

沈承玲（中国中医药出版社有限公司教材中心主任）

前　言

　　为全面贯彻《中共中央 国务院关于促进中医药传承创新发展的意见》和全国中医药大会精神，落实《国务院办公厅关于加快医学教育创新发展的指导意见》《教育部 国家卫生健康委 国家中医药管理局关于深化医教协同进一步推动中医药教育改革与高质量发展的实施意见》，紧密对接新医科建设对中医药教育改革的新要求和中医药传承创新发展对人才培养的新需求，国家中医药管理局教材办公室（以下简称"教材办"）、中国中医药出版社在国家中医药管理局领导下，在教育部高等学校中医学类、中药学类、中西医结合类专业教学指导委员会及全国中医药行业高等教育规划教材专家指导委员会指导下，对全国中医药行业高等教育"十三五"规划教材进行综合评价，研究制定《全国中医药行业高等教育"十四五"规划教材建设方案》，并全面组织实施。鉴于全国中医药行业主管部门主持编写的全国高等中医药院校规划教材目前已出版十版，为体现其系统性和传承性，本套教材称为第十一版。

　　本套教材建设，坚持问题导向、目标导向、需求导向，结合"十三五"规划教材综合评价中发现的问题和收集的意见建议，对教材建设知识体系、结构安排等进行系统整体优化，进一步加强顶层设计和组织管理，坚持立德树人根本任务，力求构建适应中医药教育教学改革需求的教材体系，更好地服务院校人才培养和学科专业建设，促进中医药教育创新发展。

　　本套教材建设过程中，教材办聘请中医学、中药学、针灸推拿学三个专业的权威专家组成编审专家组，参与主编确定，提出指导意见，审查编写质量。特别是对核心示范教材建设加强了组织管理，成立了专门评价专家组，全程指导教材建设，确保教材质量。

　　本套教材具有以下特点：

　　1.坚持立德树人，融入课程思政内容

　　将党的二十大精神进教材，把立德树人贯穿教材建设全过程、各方面，体现课程思政建设新要求，发挥中医药文化育人优势，促进中医药人文教育与专业教育有机融合，指导学生树立正确世界观、人生观、价值观，帮助学生立大志、明大德、成大才、担大任，坚定信念信心，努力成为堪当民族复兴重任的时代新人。

　　2.优化知识结构，强化中医思维培养

　　在"十三五"规划教材知识架构基础上，进一步整合优化学科知识结构体系，减少不同学科教材间相同知识内容交叉重复，增强教材知识结构的系统性、完整性。强化中医思维培养，突出中医思维在教材编写中的主导作用，注重中医经典内容编写，在《内经》《伤寒论》等经典课程中更加突出重点，同时更加强化经典与临床的融合，增强中医经典的临床运用，帮助学生筑牢中医经典基础，逐步形成中医思维。

3.突出"三基五性"，注重内容严谨准确

坚持"以本为本"，更加突出教材的"三基五性"，即基本知识、基本理论、基本技能，思想性、科学性、先进性、启发性、适用性。注重名词术语统一，概念准确，表述科学严谨，知识点结合完备，内容精炼完整。教材编写综合考虑学科的分化、交叉，既充分体现不同学科自身特点，又注意各学科之间的有机衔接；注重理论与临床实践结合，与医师规范化培训、医师资格考试接轨。

4.强化精品意识，建设行业示范教材

遴选行业权威专家，吸纳一线优秀教师，组建经验丰富、专业精湛、治学严谨、作风扎实的高水平编写团队，将精品意识和质量意识贯穿教材建设始终，严格编审把关，确保教材编写质量。特别是对32门核心示范教材建设，更加强调知识体系架构建设，紧密结合国家精品课程、一流学科、一流专业建设，提高编写标准和要求，着力推出一批高质量的核心示范教材。

5.加强数字化建设，丰富拓展教材内容

为适应新型出版业态，充分借助现代信息技术，在纸质教材基础上，强化数字化教材开发建设，对全国中医药行业教育云平台"医开讲"进行了升级改造，融入了更多更实用的数字化教学素材，如精品视频、复习思考题、AR/VR等，对纸质教材内容进行拓展和延伸，更好地服务教师线上教学和学生线下自主学习，满足中医药教育教学需要。

本套教材的建设，凝聚了全国中医药行业高等教育工作者的集体智慧，体现了中医药行业齐心协力、求真务实、精益求精的工作作风，谨此向有关单位和个人致以衷心的感谢！

尽管所有组织者与编写者竭尽心智，精益求精，本套教材仍有进一步提升空间，敬请广大师生提出宝贵意见和建议，以便不断修订完善。

国家中医药管理局教材办公室
中国中医药出版社有限公司
2023 年 6 月

编写说明

当今已进入数据科学时代，各行各业积累了大量的数据资产。本教材在全国中医药行业高等教育"十三五"规划教材《ACCESS中医药数据库教程》的基础上，基于敏捷数据管理思想，将数据库技术、数据处理和可视化分析进行了有机融合，力图使学生掌握数据采集、数据存储、数据处理、数据检索、数据可视化分析等环节敏捷、高效的数据生命周期管理方法，从而有效地提升数据管理效率，借助数据驱动中医药产业发展，提升竞争力。

本教材将数据管理与医药行业紧密结合，以"医院门诊"数据贯穿全书，以实例形式介绍数据管理在医药领域的典型应用。在数据管理篇，通过对Access数据库的学习，学习者能够利用表、查询、窗体、报表、宏等对象，建立界面友好、导航清晰、功能实用的数据库；在数据处理篇，通过对Power Query的学习，学习者能够高效完成数据合并、数据清洗和数据转换；在可视化分析篇，通过对Power BI的学习，学习者能够完成数据建模和动态交互式报表的设计。

本教材旨在培养学习者的医药数据管理与分析素养，强化数据处理的实践动手能力和数据思维能力，拓展跨学科的知识结构，使其成为复合型的医药人才。在编写过程中融入了党的二十大精神，把立德树人贯穿教材建设全过程、各方面，体现课程思政建设新要求，在未来的医药研究和行政管理等工作中，学习者能秉持以实事求是为原则，以科学方法为工具，深入探究事物本质，高效精准地完成数据管理任务，为医药事业发展做出应有的贡献。

本教材编写人员为来自全国二十多所医药院校的计算机骨干教师，大家长期从事数据管理方面的教学科研工作，知识渊博、经验丰富。教材编写遵循帕累托法则，通过实例讲授关键功能和用法，以点带面，通过一个个实例构建起全书知识体系，形成边界清晰的模块化结构。此实例体系也有利于内容组合，可以很好地适应不同层次、不同学时的教学活动。编写过程采用集体讨论、副主编分工审定、主编逐章节通审的方法完成。第1章由顾铮、甘昕艳、王秋杰、马星光编写；第2章由韦昌法、简雄、白茹编写；第3章由杨莉、李丹、刘慧玲编写；第4章由李明、任真、李玮、张格编写；第5章由杨琴、李晓伟、王甜宇、曾萍编写；第6章由胡绿慧、王晓东、杨海丰编写；第7章由杨海丰、陈林、王健庆、信伟华编写；李健、胡灵芝、田翔华、唐燕负责全书数据处理。

本教材供医学、药学、管理学、数据科学、计算机类等专业的本科、研究生和相关从业人员学习使用，教材提供练习与答案文件、PPT课件、教学视频、习题库等教学资源，便于自主学习。

为更好地开展院校间的教学合作与资源共享，欢迎授课教师发邮件至dm@dataka.cn，加入我们的教学微信群。关于教材建设的意见和建议，也请发邮件跟我们联系。

在成书过程中，得到了参编院校和中国中医药出版社的大力支持和帮助，在此表示诚挚的感谢！

《医药数据管理与可视化分析》编委会

2023 年 6 月

目　录

扫一扫，查阅
本书数字资源

可视化分析篇

第 6 章　Power BI 视觉对象…………… 127

第 7 章　Power BI 数据建模…………… 147

数据管理篇

第 1 章

数据管理概述

扫一扫，查阅
本章数字资源，
含 PPT、音视
频、图片等

第一节　数据管理的概念与发展

一、基本概念

数据 (Data) 是指所有能输入到计算机并被计算机程序处理的符号的总称。

数据管理是对不同类型的数据进行收集、整理、组织、存储、加工、传输、检索、分析的过程，它是计算机的一个重要的应用领域。数据管理目的之一是借助计算机保存和管理大量的、复杂的数据，以便人们能够方便而充分地利用这些信息资源；另一目的是从大量数据中抽取、推导出对人们有价值的信息，然后用其作为行动和决策的依据。

数据库 (Database) 是存储数据的集合。数据库通常由一个或多个表组成，每个表包含一组相关的数据。

数据库管理系统 (Database Management System，DBMS) 是一种管理和控制数据库的软件，用于建立、使用和维护数据库，以保证数据库的安全性和完整性。本教材中使用的 Microsoft Access 是由微软公司开发的数据库管理系统。

数据库系统（Database System，DBS）是为适应数据管理的需要而发展起来的一种由硬件、软件、数据库和相关人员组成的集合。①硬件包括 CPU（中央处理器）、存储器、输入输出设备等构成计算机系统的各个组成部分，硬件的配置应满足整个数据库系统的需要。②软件包括操作系统、数据库管理系统及相关应用程序，数据库管理系统是数据库系统的核心软件。③数据库用于存储数据。④人员主要有 4 类角色，包括系统分析员、数据库管理员、应用程序员、终端用户。本教材讲授的数据库系统的常见组成是：①硬件：个人计算机；②软件：Windows 操作系统、Access 数据库管理系统；③数据库：扩展名为 accdb 的 Access 数据库文件；④人员：我们自己，承担着一种或多种角色，比如分析"医院门诊系统"的架构、创建和管理数据库、开发窗体和报表等应用、作为用户录入、检索、维护数据。

二、数据管理技术的发展

数据管理技术经历了人工管理、文件系统、数据库系统三个阶段。

1. 人工管理阶段

在 20 世纪 50 年代中期以前，是数据管理的初级阶段，当时的计算机主要用于科学计算，外存只有纸带、磁带，而没有磁盘等直接存取的存储设备；软件方面，没有操作系统，没有专门管理数据的软件。对数据的管理是程序员个人来考虑和安排的，程序员在编制程序时还要考虑数据的存储结构、存储方式、存储地址和输入输出格式，当这些内容发生变化时，相应的程序也要随之改变。数据和程序紧密地结合为一个整体，一组数据对应一个程序，数据不具有独立性。人工管理阶段的特点是：

（1）系统没有专用的软件对数据进行管理。

（2）数据不能共享。

（3）数据不具有独立性。

2. 文件管理系统阶段

20世纪50年代后期到60年代中期，这一阶段硬件方面有了磁盘等可直接存取的存储设备；软件方面，操作系统中已经有了专门的数据管理软件，一般称为文件系统。文件系统中的文件为某一特定应用程序服务，由于文件与应用程序紧密关联，当文件结构发生改变时，必须修改应用程序，包括文件结构的定义和应用程序的数据处理部分。此外，如果应用程序发生改变也可能影响文件的定义。文件系统管理的数据不具有整体结构，因此文件之间是孤立的，不能反映现实世界事物之间的内在联系。当不同的应用程序具有部分相同的数据时，也必须建立各自的文件，而不能共享，因此数据的冗余度大，浪费存储空间。同时由于相同数据的重复存储、各自管理，容易造成数据的不一致性，给数据的修改和维护带来了困难。文件管理系统阶段的特点是：

（1）数据可以长期保存。

（2）由文件系统管理数据。

（3）数据共享性差、冗余度高。

（4）数据独立性差。

3. 数据库系统阶段

自20世纪60年代后期以来，这一阶段计算机硬件性能得到进一步提高，出现了大容量磁盘，存储容量大大增加且价格下降。在此基础上，克服了文件系统管理数据时的不足，可以满足和解决实际应用中多个用户、多个应用程序共享数据的要求，从而使数据能为多个应用程序服务。当今处于数据库系统阶段，其特点是：

（1）数据结构化。数据是以结构化表格的形式存储于数据库中。

（2）实现数据共享，减少数据冗余。数据库从全局的角度完整地、准确地描述数据自身和数据之间联系的情况，数据是面向整个系统的，因此数据可以被多个用户、多个应用程序共享使用。数据共享可以大大减少数据冗余，节约存储空间，减少存取时间，避免数据之间的不一致，更好地实现数据规范化和标准化。

（3）有统一的数据控制功能。数据库是系统中各用户的共享资源，数据库管理系统提供了数据的安全性、完整性和并发性等控制机制。数据安全性控制能保护数据不被非法使用；完整性控制能保证数据的有效性；并发性控制能保证多用户交互操作时数据的一致性。

（4）数据独立性高。应用程序和数据库中的数据是相互独立的，数据在数据库中的存储方式是由数据库管理系统管理的，应用程序不需要了解，当数据的存储结构改变时应用程序不用改变。

第二节　数据分类

数据按组织形式和特征可分为结构化、半结构化和非结构化三种类型。

一、结构化数据

结构化数据指数据以预定义的模式存储、组织和管理数据，表现为二维表形式，由行和列组成，行称为"记录"，列称为"字段"，每个字段中的数据具有相同的属性。使用这种二维表作为数据存储对象的数据库称之为关系型数据库。

结构化数据的特点：

1. 易于分析。结构化数据可以使用多种分析工具进行处理和分析。

2. 高可靠性。结构化数据是以固定格式存储和处理的，因此出现错误的可能性较小。

3. 较小的数据存储需求。结构化数据易于压缩和存储，不需要大量的存储空间，因此存储成本较低。

总而言之，结构化数据的特点使得它被广泛使用，包括医药、金融、交通、生产、销售等领域。但它的扩展性较差，表中的字段相对固定不易改变。

"医生信息表"结构化数据如表 1-2-1 所示，"工资"字段数据类型为"货币"，该字段只能存储有效的数值信息，非数值信息无法存储到该字段中。

表 1-2-1 "医生信息表"结构化数据

医生 ID（文本）	姓名（文本）	性别（文本）	参加工作时间（日期 / 时间）	工资（货币）	职称（文本）
0303	李海军	男	1998-03-05	¥8,200	副主任医师
2102	李玉婷	女	2004-04-24	¥6,000	主治医师
1101	陆宇强	男	1984-02-06	¥9,200	主任医师
2305	欧阳玉秀	女	2000-11-23	¥6,000	主治医师

二、半结构化数据

半结构化数据是结构化数据的一种特殊形式，不使用关系型数据库中二维表的形式存储，而是通过相关标记来分隔语义元素，也被称为自描述的数据。

1. 半结构化数据的特点

（1）相对灵活。半结构化数据允许用户向数据集或单个实体中添加或删除数据元素，以更改它们的属性和结构，比结构化数据灵活性高。

（2）语义标记。半结构化数据往往具有名称或标签等语义化信息，这使得半结构化数据更易于处理和理解。

2. 半结构化数据的典型代表

（1）JSON（JavaScript Object Notation）是一种轻量级的数据交换格式，常用于数据存储和交换。JSON 包含两种结构。

① 对象：对象是"名称 : 值"对的无序集合。一个对象以"{"开始、以"}"结束，里面包含若干"名称 : 值"对，"名称"和"值"之间用":"分隔，"名称 : 值"对之间使用","分隔。JSON 中用于语义分隔的标点符号全部使用英文字符。"值"可以是字符串（使用双引号括起来）、数值、逻辑值（true/false）、对象或数组，其中对象和数组还可以嵌套。下面是一个 JSON 对象示例，存储了患者的信息，其中"名称"为"检查"的"值"也是对象，形成嵌套结构。

```
{
    " 姓名 ":" 张三 ",
    " 婚否 ":false,
    " 检查 ":{
        " 身高 ":175,
        "BMI":" 正常 "
    }
}
```

② 数组：数组是"值"的有序集合。一个数组以"["开始、以"]"结束，"值"之间使用
","分隔。下面的 JSON 对象中使用了 2 个数组存储了"内科"科室 3 名医生和 2 名患者的信
息，医生数组的值是 3 个字符串，患者数组的值是 2 个对象，如图 1-2-1 所示。

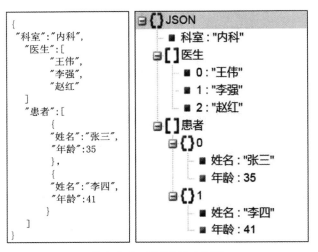

图 1-2-1　JSON 格式数据

（2）XML 是可扩展标记语言（eXtensible Markup Language），XML 被设计用来传输和存储
数据。XML 元素指的是从"开始标签"到"结束标签"的部分，其形式为"< 标签 > 元素值 </
标签 >"。所有的 XML 元素都必须有开始和结束标签，标签对大小写敏感，XML 必须包含根元
素。下面 XML 示例中，可见"根"元素"内科"下包含了三名医生和两名患者信息，"患者"
元素下又包含了"姓名""年龄"等元素，嵌套形成树形结构，如图 1-2-2 所示。

图 1-2-2　XML 格式数据

三、非结构化数据

非结构化数据是指没有预定义格式或数据模式的数据，例如文本、音频、视频、图像等。非结构化数据的特点：

1. 无结构性。非结构化数据不具有预定义格式和结构，其格式和组织方式不规则。

2. 大量性。非结构化数据集合通常有着极大的规模，例如社交媒体、电子邮件、文档等。

3. 高维性和复杂性。非结构化数据具有多种形式，例如声音、图像、视频等。

4. 技术难度高。非结构化数据通常需借助自然语言处理、图像识别、语音识别等人工智能技术进行分析。

非结构化数据已成为社交媒体、网络搜索、广告推荐、图像识别等领域的有效资源，具有举足轻重的地位。在医疗领域中，医学影像信息系统是非结构化数据的典型应用。此外，非结构化数据的处理也是医疗健康大数据分析的关键。

第三节 数据生命周期管理

一、基本概念

数据生命周期管理（Data Life Cycle Management，DLM）用于管理某个集合的数据在整个生命周期内的流动，包括从初始采集、存储，到最终的归档、销毁。数据生命周期专注于数据的产生、迁移和维护等过程，可以与应用系统相分离，目的是保证数据可以随时被使用。

二、数据生命周期

特定的数据所经历的生命周期由实际的业务场景所决定，并非所有的数据都会完整地经历每个阶段。完整的数据生命周期如图 1-3-1 所示。

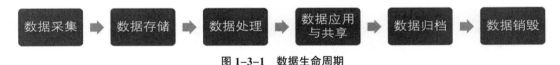

图 1-3-1 数据生命周期

1. 数据采集

新的数据生命周期始于数据采集，此阶段发生在新数据产生或现有数据内容发生变化或更新的阶段。对于组织机构而言，采集的数据既包含组织机构内部系统中生成的数据，也包含从外部采集的数据。数据可以来自科研实验、工作、专项调研等场景，获取途径有 web、移动应用、物联网设备等。

2. 数据存储

数据存储是指将采集的数据存储到物理介质中。根据数据容量、类型、时效性、读写查询性能等要求，选择合适的存储技术。存储技术包括关系型数据库、NoSQL（即非关系型）数据库、文件系统等。结构化数据一般使用关系型数据库存储，而非结构化数据可使用 NoSQL 数据库或文件系统存储。

3. 数据处理

数据处理是指对数据进行数据清洗和转换等环节，包括处理缺失值和异常值、数据归一化、离散化等操作。

4. 数据应用与共享

通过对数据进行分析，包括数据检索、可视化分析、机器学习等，提供有价值的信息和辅助决策，以实现数据的应用价值。数据共享，可以使更多的人充分地使用已有数据资源，减少数据采集等重复劳动和相应费用，把精力重点放在开发新的应用程序及系统集成上，为组织带来降低运营成本、增强业务能力、提高效率、促进组织间的沟通与合作等益处。

5. 数据归档

当数据访问进入非常稀疏的阶段，并禁止数据被更新时，就认为其进入了归档期。由于数据存在价值再发现的过程，因此归档期的数据可能存在再次被应用的可能，如果需要，可将归档的数据恢复到活动的生产环境中。归档数据往往容易出现监管不足的问题，因此对其需要进行周全的保护。

6. 数据销毁

这是数据生命周期的最终阶段，当数据已经没有使用或监管的价值时，就需要从归档中销毁，以便为活跃的数据腾出更多存储空间，一次性地降低成本和安全风险。根据数据分类、分级，结合业务和数据的重要性，可以采用不同的数据销毁方法，包括覆写法、消磁法、硬盘格式化、文件粉碎等方法，使数据彻底消失且无法恢复。

三、数据生命周期管理的意义

数据生命周期管理对于组织来说意义重大，可以帮助组织从多个方面获益。

首先，可以降低数据维护的成本。通过规范数据的采集、存储、处理等生命周期活动来优化数据环境，有效控制在线数据的规模，提升数据访问和系统资源利用效率。通过对数据的自动分类和管理，区分关键业务数据和一般数据，及时清理无用数据，节省存储成本。

其次，有助于持续提升数据质量，为组织决策提供坚实的基础。通过对数据的开发、维护，使得数据进入"去伪存真"的正向循环，越来越多的高质量数据使组织的数据资产日益丰富和可靠。

再次，数据生命周期管理对保证数据的可用性和安全性也有重要作用。通过制定统一策略，建立完善的数据治理机制，使关键数据可以被高效利用。同时，通过构建分层存储系统，区分数据的重要性，对核心数据实施备份保存，使企业数据随时可被访问和应用。此外，规范的数据管理还能够降低组织数据泄露、损毁等安全风险，避免因数据问题导致的损失。

最后，良好的数据生命周期管理有助于优化业务流程，提升数据应用效率，并帮助组织更好地遵守数据隐私和数据管理相关的法律法规。

总体来说，建立完善的数据生命周期管理，是提升数据资产价值、促进业务发展的重要举措，为组织带来了诸多直接和间接的益处。

第四节　敏捷数据管理

敏捷思想是一种解决复杂问题的方法，其来源于软件开发领域。敏捷思想强调价值导向、快速交付、简单设计、持续改进、拥抱变化、团队协作、用户参与等原则，以提高软件开发的效率、质量和满意度。在当今数据科学时代，敏捷思想也逐渐被引入到数据管理实践中。

数据是每个组织最为重要的资产，高质量的数据管理有助于组织做出更加明智和具有应变能力的决策。但是许多组织仍然难以在瞬息万变的商业环境中，以所需的敏捷性来管理这些关键资产。这主要是由于传统的数据管理方式存在以下问题：首先，面对不断变化的业务需求，组织的数据管理常需要进行额外的定制开发，导致开发周期过长，难以快速响应业务环境的变化。其次，传统的数据管理依赖专用硬件设施和技术投入，不仅前期投资成本高，运行维护成本也十分昂贵，需要大量信息技术（Information Technology，简称 IT）专业人员进行支持。最后，数据管理工作主要由 IT 专业人员来完成，业务部门人员难以直接参与，导致数据与实际业务需求之间的联系不够紧密。总体来说，传统模式的数据管理方式，在应对瞬息万变的商业环境中存在敏捷性不足、成本过高以及数据与业务脱节等问题。医药行业面临着快速变化的市场环境和客户需求，数据种类繁多，规模庞大，对数据处理效率和敏捷性提出了更高要求。

敏捷数据管理可以实现高效的数据生命周期管理，充分发挥数据的价值，既可应用于全周期，也可以应用于某些环节。敏捷数据管理包含以下四条原则。

1. 思想敏捷

通过小周期迭代，实现产品快速交付，来应对业务变化，最大化实现数据价值。

2. 工具敏捷

选用简单易用的数据管理工具，如桌面数据库、可视化分析软件，以降低技术门槛，提高数据处理效率。

3. 资产敏捷

通过 IT 服务云部署，减少软、硬件资产投入，实现全方位的"轻资产"。

4. 人员敏捷

通过工具的敏捷性降低技术门槛，业务人员可以直接参加到数据管理工作中，减少对 IT 人员的依赖。由于业务人员比 IT 人员能够更好地理解数据和需求，可以高质量地完成数据工作。

一、思想敏捷

敏捷数据管理的核心思想包括：

1. 小周期迭代

通过小周期迭代来快速交付数据管理成果，而不是一次性设定长期固定计划，以及时获得用户反馈并做出调整，快速响应需求，实现数据管理规划的持续更新。

2. 加强人员间协作

数据管理人员、业务用户和相关团队保持高度协作，以满足迭代周期中的用户需求变化。

3. 简化解决方案

传统数据管理中大而全的方案试图通过增加功能和扩大规模来满足诸多需求，但往往结果是系统过于复杂冗余、项目周期长、实现能力跟不上需求变化。而通过敏捷思想指导的数据管理实践，追求简便可行的数据管理方案，保持系统和流程的灵活可变，可显著提高数据管理过程的敏捷性、用户参与度、交付质量以及对变化的响应能力，这是数据管理的重要发展方向。

二、工具敏捷

敏捷数据管理中使用的数据管理工具称为敏捷数据管理工具，其中以低代码工具为代表。低代码是一种软件开发方法，它利用图形化操作，让开发者可以快速、简单、高效地构建应用程序，而不需要编写大量的程序语句。低代码相比传统的程序开发，有以下几方面的优势。

1. 提高开发效率

低代码通过可视化的方式，借助极少的手动编码或者零编码，让开发者可以更加直观、便捷地设计应用程序，避免了烦琐和重复的编码工作，大大缩短了开发周期和上线时间。

2. 降低开发成本

低代码不仅节省了时间成本，还节省了人力成本。一方面，低代码降低了开发难度，降低了对专业开发人员的需求，让业务人员也可以参与应用开发，充分利用现有的人力资源。另一方面，低代码减少了代码量，降低了测试和维护的难度和风险，也降低了二次开发和迭代的成本。

3. 满足个性化需求

低代码通过灵活的配置和扩展能力，让开发者可以根据不同的业务场景和用户需求，定制出个性化和差异化的应用程序。本教材中讲授的低代码工具见表1-4-1。

表1-4-1　三种低代码工具

低代码工具	类别	功能
Access	桌面数据库	包括表、查询、窗体、报表、宏、模块等对象，可进行数据存储、计算、检索、展示等功能，也可以进行编程开发
Power Query	数据处理工具	具备连接多种数据源的能力，并提供强大的数据清洗转换功能，可以通过可视化的方式实现数据处理，它还支持数据更新，确保获取最新数据
Power BI Desktop	数据可视化分析软件	支持多种数据源，包含丰富的视觉对象，可以快速实现数据可视化分析及展示

三、资产敏捷

轻资产是一种企业运营模式，它指的是企业投入资本较低，周转速度较快，资本收益较高的方式。轻资产为数据管理提供了灵活、高效、易用和经济的运行环境，提升了数据管理的敏捷性和业务响应能力，降低了部署和维护的难度，是实现敏捷数据管理的重要基础。

实现IT轻资产的主要方式是使用云计算资源。云计算是一种通过互联网按需访问计算资源的技术，这些资源包括服务器、存储、数据库、网络、开发工具、应用程序等，它们由云服务提供商管理和运营，用户可以根据自己的需要灵活地使用。云计算可以让用户无须购买和维护自己的硬件和软件，借助网络使用云端的服务，发挥弹性资源和规模经济的优势。

根据资源的部署方式，云计算可以分为公有云、私有云和混合云。

1. 公有云是由第三方公司承建和运营的云服务，它们通过互联网提供各种计算资源，用户可以开展自助服务，只需支付使用的费用。Microsoft Azure、Amazon AWS、阿里云等都是公有云。

2. 私有云是由某个企业或组织专门为自己的业务需求搭建和管理的云服务，它们提供更高的数据安全性和服务质量，但也需要更多的投入和维护。

3. 混合云是将公有云和私有云结合起来，通过技术手段实现数据和应用程序在两者之间的移动和共享。混合云可以兼顾公有云的低成本和高效率，以及私有云的安全性和可控性。

四、人员敏捷

敏捷数据管理的重要原则之一是倡导以业务人员为主体的数据管理，以加强业务和数据之间的联系，更好地实现数据的价值。基于低代码等敏捷数据管理工具的应用，业务人员将替代IT人员成为数据管理的核心，这具有如下优势。

1. 业务人员比 IT 人员更了解业务数据和业务需求，能够建立更紧密的业务联动。

2. 可以简化数据应用交付流程，不需要来回确认，有效建立业务数据的闭环，实现从数据获取到应用交付的一体化。

3. 有助于形成借助数据分析促进业务发展的文化，以释放更大的数据应用潜能。

敏捷数据管理可以帮助医药企业构建敏捷、高效的数据生命周期管理，为临床服务、研发、决策等核心业务提供强大支持。通过迭代式交付、低代码工具、云计算资源应用和医药人员主导等方式，可以有效提升其数据处理效率，实现数据驱动医药业务，从而提升医疗质量、降低医疗成本、增强医疗安全，提高竞争力。

第五节　数据安全与相关法律法规

一、数据安全与风险

数据安全是指在数字信息的整个生命周期中保护数字信息不受未经授权的访问、破坏或盗取。数据安全涵盖了信息安全的各个方面，从硬件的物理安全到管理和访问控制，以及软件应用程序的逻辑安全。医疗健康数据包括患者的健康档案、电子病历以及医疗行为和健康管理行为等数据。如果个人身份信息、医疗记录等敏感信息泄露，可能给个人和社会造成严重的损失。

随着我国网络建设的快速发展，网络技术已应用到医疗领域的各个环节，原本相对封闭的使用环境被逐渐打破，信息共享更加便捷。与此同时，也带来了安全隐患，其风险主要来自以下几个方面。

1. 数据管控风险

虽然医疗机构的数据安全意识正在逐渐增强，但数据管控尚未建立统一管理机制，制度建设相对滞后。

2. 外部攻击风险

医疗行业数据价值高，很容易引发来自互联网的攻击行为，漏洞如果无法及时修复，会为外部攻击提供途径。

3. 数据交换风险

为了规避数据交换风险，需要建立科学的对外数据交换标准，提高数据安全要求；同时强化对病患数据的脱敏处理能力。

4. 数据泄露风险

内部人员的权限管控制度不完善，非权限人员可能非法访问病患信息，导致数据泄露风险增大。

二、相关法律法规

2021 年 6 月 10 日，第十三届全国人民代表大会常务委员会第二十九次会议通过《中华人民共和国数据安全法》，自 2021 年 9 月 1 日起施行。《中华人民共和国数据安全法》的出台，对医疗行业数据的合规与安全提出了更高要求。

提高医疗数据安全防护意识，依法建立健全数据安全管理制度，采用专业的数据安全解决方案，对医疗数据形成全生命周期安全保障，已成为行业共识。2022 年 11 月 25 日，国家中医药管理局印发《"十四五"中医药信息化发展规划》，规划中指出要全面贯彻《中华人民共和国网络安全法》《中华人民共和国数据安全法》《中华人民共和国个人信息保护法》等法律法规。要求推进落实关键信息基础设施保护、等级保护、数据分类分级安全管理、个人隐私保护、安全审查、数据风险评估、监测预警和应急处置等各项工作，强化社会化网络安全服务，形成多方共建的网络安全防线，全面提升中医药行业安全保障能力。

医疗数据安全防护体系建设需要充分发挥法律法规的指导作用，不断感知医疗行业安全形势，建立完备的安全体系。主要概括为以下三个方面：

1. 运用数据安全技术，通过数据安全交换、数据防泄露、数据脱敏、数据库监控与防护，结合外部支持手段保障数据整体安全运行，从而组成完善的数据安全技术体系。

2. 建立医疗行业数据安全管理制度和面向数据的安全管理框架，形成完整的数据安全管理体系。

3. 依托安全运行团队、安全运行流程、安全操作规程、安全运行支撑平台和安全工具，建立数据安全运营体系。

【思考与练习】

1. 简述当今数据管理技术所处的阶段及特点。

2. 简述结构化数据和非结构化数据的区别。

3. 分析以下 JSON 数据的结构。

```json
[
    {
        "医生姓名": "许振敬",
        "性别": "男",
        "专长": ["睡眠呼吸暂停综合征", "支气管哮喘"],
        "科室": "呼吸科"
    },
    {
        "医生姓名": "闫成华",
        "性别": "女",
        "专长": ["高血压", "冠心病", "心肌病"],
        "科室": "心内科"
    }
]
```

4. 简述如何基于敏捷数据管理，实现高效的"临床实验"课题的数据生命周期管理。

Access 数据库和表

扫一扫，查阅
本章数字资源，
含 PPT、音视
频、图片等

Microsoft Access 是一个功能强大的关系型数据库管理系统，可以方便地实现多种类型数据的组织、存储、维护、查询、统计、打印。数据库中包含多种对象，表是最基本的对象。

本章将通过 4 个实例介绍创建 Access 数据库和相关对象以及设置字段属性和表间关系的方法。

本章实例练习与答案文件位于"实例与练习 \ 第 2 章 Access 数据库和表"文件夹中。

实例 1　从 Excel 到 Access——创建数据库和相关对象

【实例说明】

在这个实例中，我们基于 Excel 数据制作一个简单的"医生信息"数据库，学习创建数据库及相关对象的方法。

【操作要求】

在 Excel 文件"实例与练习 \ 第 2 章 Access 数据库和表 \1 实例练习 \ 实例 1\ 医生信息 . xlsx"中有一个"医生"工作表，如图 2-1-1 所示。

	A	B	C	D	E	F	G	H
1	医生姓名	性别	民族	生日	婚否	职称	手机	工资
2	许振敬	男	回	1989/12/10	FALSE	副主任医师	18966420270	8,092.68
3	闫成华	女	回	1983/8/29	TRUE	主治医师	13538845642	5,761.60
4	张小艳	女	汉	1983/10/3	TRUE	副主任医师	13547866958	7,218.88
5	丁继霄	女	汉	1983/12/3	TRUE	副主任医师	18961183673	8,520.26
6	周伟明	男	汉	1976/9/6	TRUE	主治医师	13533299327	6,385.15
7	陈建生	男	汉	1987/8/25	FALSE	副主任医师	13215165425	8,034.70

医生

图 2-1-1　"医生"工作表

1. 基于该 Excel 工作簿，使用 Access 创建"医生信息"数据库，将"医生"工作表的数据保存在"tbl 医生"表中，如图 2-1-2 所示。

所有 ... ⊙ <	tbl医生								
搜索...	ID ▾	医生姓名 ▾	性别 ▾	民族 ▾	生日 ▾	婚否 ▾	职称 ▾	手机 ▾	工资 ▾
表 ^	1	许振敬	男	回	1989-12-10	☐	副主任医师	18966420270	8,092.68
tbl医生	2	闫成华	女	回	1983-8-29	☑	主治医师	13538845642	5,761.60
	3	张小艳	女	汉	1983-10-3	☑	副主任医师	13547866958	7,218.88

图 2-1-2　"tbl 医生"表

2. 创建查询对象"医生信息查询"，查看医生的"姓名""职称"和"工资"，如图 2-1-3 所示。

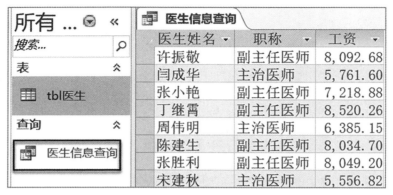

图 2-1-3　医生信息查询

3. 创建窗体对象"医生信息窗体"，浏览和编辑数据，如图 2-1-4 所示。

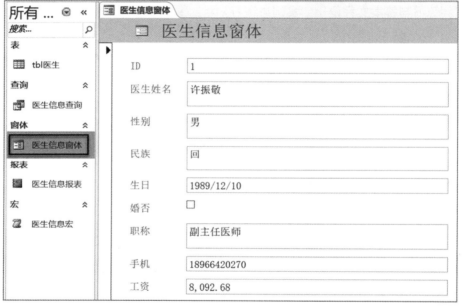

图 2-1-4　医生信息窗体

4. 创建报表对象"医生信息报表"，打印医生信息表格，如图 2-1-5 所示。

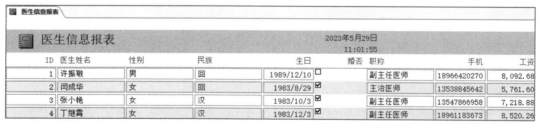

图 2-1-5　医生信息报表

5. 使用宏设计器创建宏对象"医生信息宏"，运行宏后将弹出显示"Hello"的消息框，并自动打开上述表、查询、窗体和报表对象，如图 2-1-6 所示。

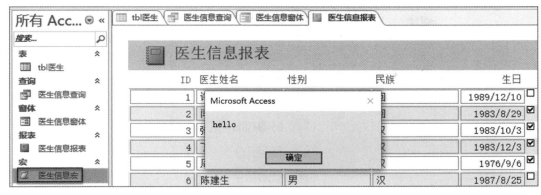

图 2-1-6　宏运行结果

【实现过程】

1. 创建"医生信息"数据库

（1）运行 Access2016 应用程序，打开 Access2016 应用程序窗口，选择"空白桌面数据库"，如图 2-1-7 所示。

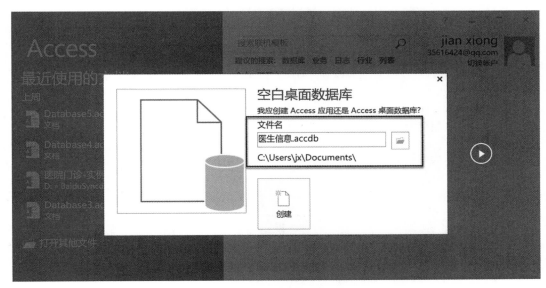

图 2-1-7　创建"医生信息"数据库

（2）在"文件名"框中输入数据库的文件名"医生信息"，"文件名"框下显示的是默认的存储路径，可以单击右侧的"浏览"按钮 📂，选择所需的保存位置。

（3）单击"创建"按钮，系统将创建并打开"医生信息 .accdb"数据库，同时自动创建并打开"表 1"对象。

2. 将 Excel 数据粘贴到数据库的表中

（1）打开"医生信息 .xlsx"工作簿，复制"医生"工作表中的数据。

（2）在 Access 数据库"表 1"对象空白处单击右键，选择"粘贴为字段"，如图 2-1-8 所示，在弹出的对话框中确认粘贴，即可将 Excel 数据加载到 Access 数据库的表中。

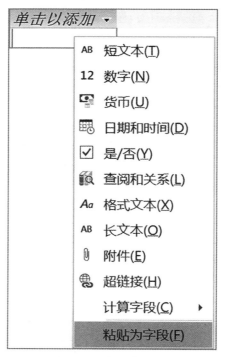

图 2-1-8　数据粘贴窗口

（3）单击"文件" > "保存"命令，将"表 1"保存为"tbl 医生"，如图 2-1-9 所示。

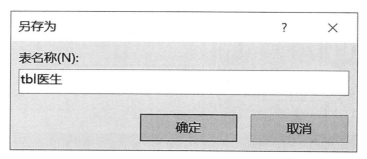

图 2-1-9　将表存为"tbl 医生"

3. 创建"医生信息查询"对象

（1）单击"创建"选项卡 > "查询"组 > "查询向导"命令，如图 2-1-10 所示。

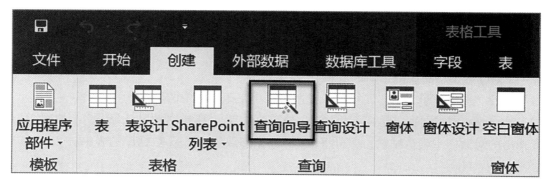

图 2-1-10　查询向导命令

（2）在"新建查询"对话框中选择"简单查询向导"，然后单击"确定"，如图 2-1-11 所示。

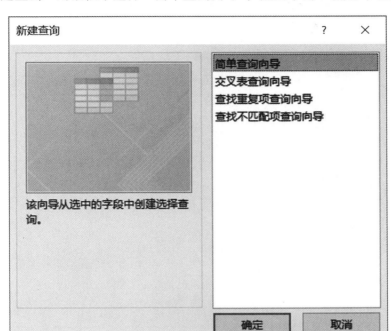

图 2-1-11　查询向导对话框

（3）在"简单查询向导"对话框中选择表和表中的字段：在"表 / 查询"组合框中选择"tbl
医生"表，将"ID""医生姓名""性别""生日""婚否""手机""工资"作为选定字段，如图
2-1-12 所示。

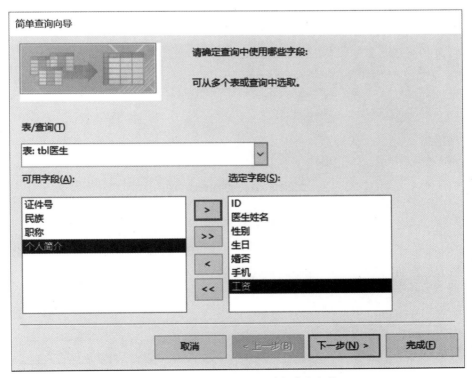

图 2-1-12　简单查询向导选择表和字段

（4）单击"下一步"，选择"明细（显示每个记录的每个字段）"，如图 2-1-13 所示。

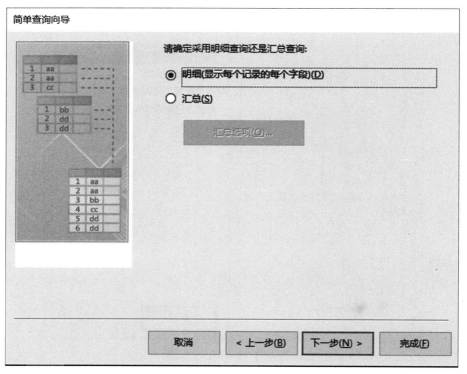

图 2-1-13　简单查询向导查询明细窗口

（5）单击"下一步"，为查询指定标题为"医生信息查询"，并选中"打开查询查看信息"，如图 2-1-14 所示。

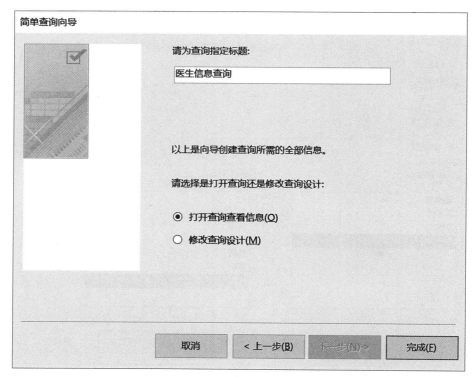

图 2-1-14　简单查询向导指定查询标题

（6）单击"完成"按钮即可显示查询结果，如图 2-1-15 所示。该查询关闭后，可以在导航窗格中双击"医生信息查询"对象，该查询将以"数据表视图"形式打开。

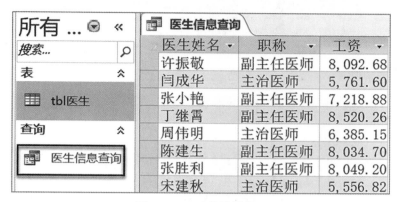

图 2-1-15　查询结果窗口

4. 创建"医生信息窗体"对象

选中"tbl 医生"表，单击"创建"选项卡 >"窗体"组 >"窗体"命令，即可一键生成窗体，并以"布局视图"显示。将窗体保存为"医生信息窗体"，如图 2-1-16 所示。单击"开始"选项卡 >"视图"组 >"窗体视图"命令，切换到"窗体视图"，可以浏览和编辑数据。

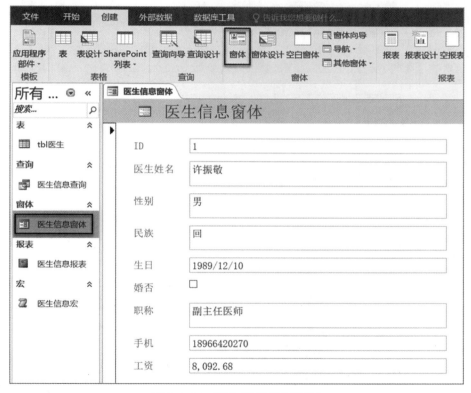

图 2-1-16　创建"医生信息窗体"

5. 创建"医生信息报表"对象

选择"tbl 医生"表，单击"创建"选项卡 >"报表"组 >"报表"命令，即可一键生成报表，并以"布局视图"显示。双击报表标题"tbl 医生"，将其修改为"医生信息报表"。适当调整各列宽度，将报表保存为"医生信息报表"，如图 2-1-17 所示。单击"开始"选项卡 >"视图"组 >

"报表视图"命令，切换到"报表视图"，可以浏览数据。

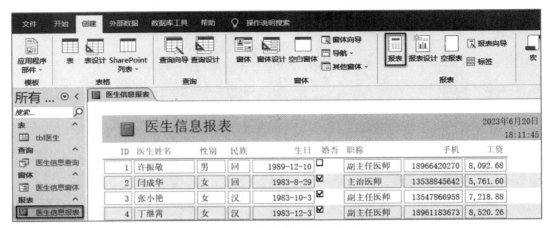

图 2-1-17   创建"医生信息报表"

6. 使用宏设计器创建宏

（1）单击"创建"选项卡 > "宏与代码"组 > "宏"命令按钮，在新建的"宏 1"对象窗口的下拉组合框中选择"MessageBox"宏操作，如图 2-1-18 所示。

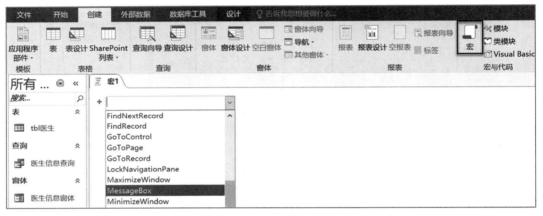

图 2-1-18   创建消息弹出窗口宏

（2）在 MessageBox 宏操作参数窗口中，在"消息"参数中输入"hello"，如图 2-1-19所示。

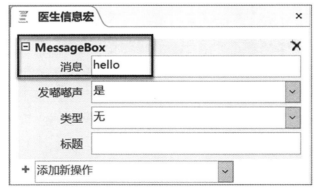

图 2-1-19   MessageBox 宏操作

　　（3）添加"OpenTable"宏操作，在"表名称"的下拉组合框中选择"tbl 医生"，如图 2-1-20 所示。

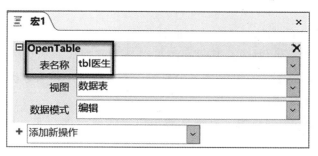

图 2-1-20　OpenTable 宏操作

　　（4）添加"OpenQuery"宏操作，在"查询名称"的下拉组合框中选择"医生信息查询"，如图 2-1-21 所示。

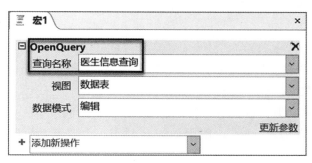

图 2-1-21　OpenQuery 宏操作

　　（5）添加"OpenForm"宏操作，在"窗体名称"的下拉组合框中选择"医生信息窗体"。添加"OpenReport"宏操作，在"报表名称"的下拉组合框中选择"医生信息报表"，如图 2-1-22 所示。

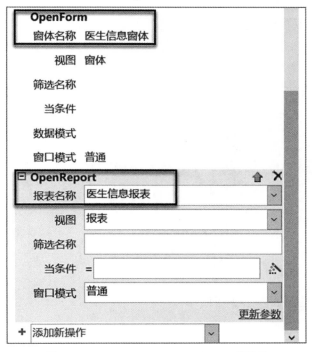

图 2-1-22　OpenForm、OpenReport 宏操作

（6）关闭并保存该宏为"医生信息宏"。

（7）双击"导航窗格"中的"医生信息宏"，查看运行结果。

【知识点】

1. 表是 Access 数据库的基础对象，是数据的载体。

2. 查询是 Access 数据库的对象，其数据源可以是表或查询。本实例创建的查询对象是选择查询，这是最常见的查询类型，它可以从一个或多个表或查询中检索数据。查询不存储数据，查询结果将随数据源的变化而变化。

3. 窗体是 Access 数据库的对象，其数据源可以是表或查询。通过窗体，可以方便地显示、编辑表中的数据。

4. 报表是 Access 数据库的对象，其数据源可以是表或查询。通过报表，可以查看数据、以格式化的形式打印数据。

5. 宏是 Access 数据库的对象，是一个或多个操作命令的集合，其中的每个操作都具有特定的功能。通过宏，可以把表、查询、窗体、报表等对象有机地整合起来，协调地完成特定的任务。

【思考与练习】

1. 如果修改了"tbl 医生"表中某位医生的"姓名"，显示在查询中的该医生姓名会随着变化吗？如果修改查询中的数据，对应的表中的数据会变吗？

2. 比较在窗体中查看、编辑数据与在表和查询中操作的异同。

3. 基于"实例 1\ 患者信息 .xlsx"，使用 Access 制作一个"患者信息"数据库，包含表、查询、窗体、报表、宏对象。

实例 2　建立医生表结构——数据类型的用法

【实例说明】

在这个实例中，我们将学习使用设计视图创建表结构的方法。

【操作要求】

1. 在"实例与练习 \ 第 2 章 Access 数据库和表 \1 实例练习 \ 实例 2\ 医院门诊 – 练习.accdb"数据库中，使用设计视图建立"tbl 医生"表，用于存储如图 2-2-1 所示的数据。

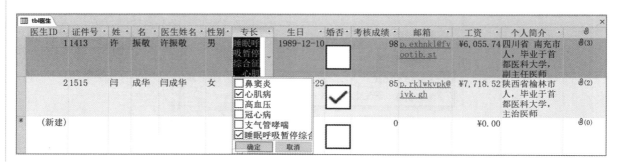

图 2-2-1　"tbl 医生"表

2. "tbl 医生"表的结构如表 2-2-1 所示。

表 2-2-1　"tbl 医生"表结构

字段名	数据类型	说明
医生 ID	自动编号	
证件号	短文本	不需要进行计算的数字使用"短文本"数据类型
姓	短文本	
名	短文本	
医生姓名	计算	由"姓"和"名"两个字段拼接而来
性别	短文本	"性别"字段显示为组合框,下拉列表中包含"男""女"
专长	短文本	"专长"字段为多值字段。下拉列表中包含"睡眠呼吸暂停综合征""支气管哮喘""高血压""冠心病""心肌病"等多个可选择的值
生日	日期 / 时间	
婚否	是 / 否	
考核成绩	数字	
邮箱	超链接	
工资	货币	
个人简历	长文本	此字段内容超过 255 个字符,需使用长文本类型
附件	附件	存储图像、电子表格文件、WORD 文档等多种类型的文件

【实现过程】

1. 使用设计视图建立"tbl 医生"表结构

（1）打开"医院门诊 – 练习.accdb"数据库,单击"创建"选项卡 >"表格"组 >"表设计"命令,打开表的设计视图,如图 2-2-2 所示。

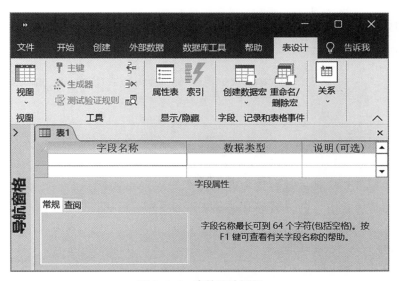

图 2-2-2　表的设计视图

（2）依照表 2-2-1,在设计视图中输入字段名称,选择相应的数据类型。添加"医生 ID"字段时在"数据类型"列中选择"自动编号",如图 2-2-3 所示。"证件号""姓""名"字段的"数据类型"列选择"短文本"。

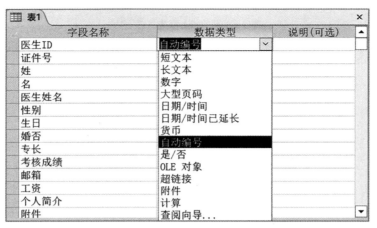

图 2-2-3　在设计视图中设计表

（3）添加"姓名"字段时，"数据类型"列中选择"计算"，在弹出的"表达式生成器"对话框中单击"取消"按钮将其关闭。在窗口下方的字段属性区中，设置"常规"选项卡中的内容，在"表达式"框中输入"[姓]+[名]"，在"结果类型"框中选择"短文本"，如图 2-2-4 所示。

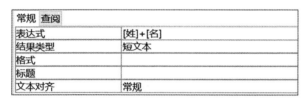

图 2-2-4　"姓名"字段的设置

2. 创建"性别"查阅字段

（1）添加"性别"字段时，在"数据类型"列中选择"查阅向导"选项，打开"查阅向导"对话框。

（2）在该对话框中，选中"自行键入所需的值"，如图 2-2-5 所示。

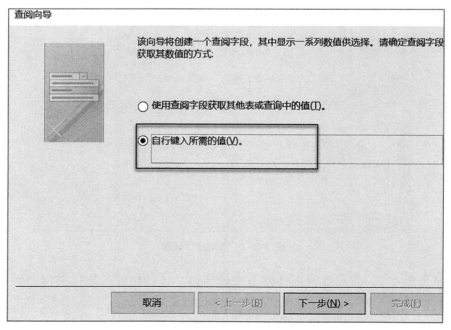

图 2-2-5　查阅字段获取值的方式

（3）单击"下一步"按钮，在"第 1 列"的 2 行中依次输入"男"和"女"，每输入完一个值按【↓】键移到下一行，列表设置结果如图 2-2-6 所示。

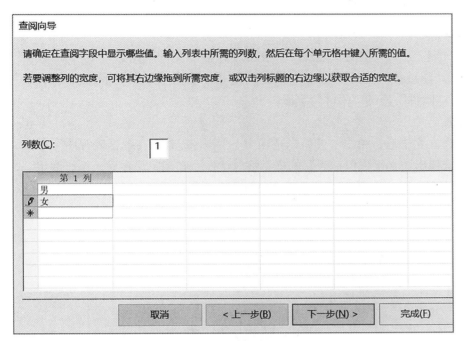

图 2-2-6　列表设置

（4）单击"下一步"按钮，在对话框中使用默认标签，选中"限于列表"，使其只能输入"男"或"女"，如图 2-2-7 所示。然后单击"完成"按钮，"性别"字段的查阅字段设置完成。

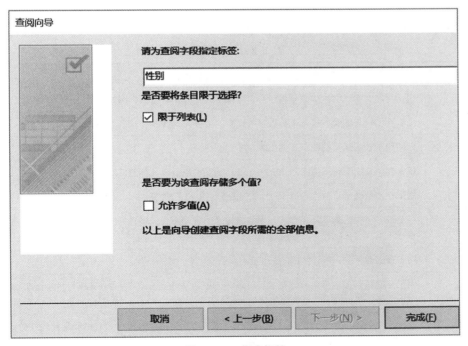

图 2-2-7　指定标签

3. 创建"专长"多值字段

添加"专长"字段，在"数据类型"列中选择"查阅向导"选项，打开"查阅向导"对话框，参照"性别"字段进行设置。在图 2-2-6"列表设置"步骤中，分行输入"睡眠呼吸暂停综合征""支气管哮喘""高血压""冠心病""心肌病"；在图 2-2-7"指定标签"步骤中勾选"允许多值"。

4. 创建其他字段

添加"日期/时间"型的"生日"字段、"是/否"型的"婚否"字段、"数字"型的"考核成绩"字段、"超链接"型的"邮箱"字段、"货币"型的"工资"字段、"长文本"型的"个人简介"字段、"附件"型的"附件"字段。

5. 保存表

表结构建立完毕后，单击"开始"选项卡 > "视图"组 > "数据表视图"命令，切换到数据表视图，系统弹出"必须先保存表"的提示性对话框，在确定保存后，系统弹出"另存为"对话框，在该对话框中键入表名称"tbl 医生"，如图 2-2-8 所示，表命名后进入"数据表视图"，进行数据的录入。

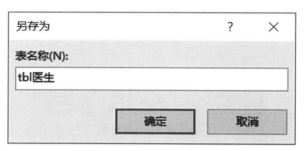

图 2-2-8　表命名设置

【知识点】

数据类型的用法见表 2-2-2。

表 2-2-2　数据类型

数据类型	使用说明
短文本	用于存储文本或文本与数字的组合，以及不需要计算的数字，例如电话号码，最多为 255 个字符
长文本	用于存储较长的文本或文本与数字的组合，最多为 63,999 个字符，可对文本设置格式
数字	存储用于算术运算的数字，如 123、78.5
日期/时间	用于存储日期与时间值，如 2023/6/16 11:18:20，也可以只存储日期或时间
货币	用于存储精确到小数点左边 15 位和小数点右边 4 位的数字
自动编号	自动编号字段的内容从 1 开始，添加新记录时自动生成，增量为 1。内容不可修改，记录被删除后该编号不会被再次生成
是/否	用于存储逻辑值，可以使用 True/False 表示
超链接	用于存储超链接地址，超链接地址可以是 URL（如 Internet 或 Intranet 网站的地址），也可以是 UNC 网络路径（局域网上共享资源的地址）
附件	可以存储图像、WORD 文档、电子表格等多种类型的多个文件，这与电子邮件附件类似。"附件"类型不能存储应用程序等存在安全风险的文件
OLE 对象	可以链接或嵌入 1 个文件，由于新版本 Access 提供了"附件"数据类型，因此不推荐使用 OLE 对象

【思考与练习】

1. 为什么要设置字段的数据类型？ Access2016 中，字段的数据类型有哪些？

2. 在"医院门诊－练习"数据库中，通过设计视图创建"tbl 患者"表，用于存储如图 2-2-9 所示的数据，其中"患者 ID"字段为自动编号、"性别"字段可通过组合框进行选择输入、"既往病史"字段为多值字段。

患者ID	患者编号	姓名	性别	出生日期	民族	既往病	职业	手机	邮箱
1	30812095	陈琳	女	1979年3月15日	汉族	高血压	职员	13275530285	o.tfabubx@vbnp
2	30812081	江华利	女	2012年10月24日	汉族	☑高血压		13236350441	o.zwfkq@slv.pa
3	40812070	王丽彦	女	1957年5月8日	汉族	☑脑卒中		13257818182	l.upkmq@gfsdts
3	90812065	倪成华	女	1986年1月14日	汉族	☑糖尿病		13508572657	f.ndlm@duvufo.
*	(新建)					确定　取消			

图 2-2-9　"tbl 患者"表

实例 3　保证数据的有效性——设置字段属性

【实例说明】

在这个实例中，我们将学习如何设置字段的属性。

【操作要求】

在"实例与练习 \ 第 2 章 Access 数据库和表 \1 实例练习 \ 实例 3\ 医生信息.accdb"数据库中，设置"tbl 医生"表的字段属性，要求如下。

1. 将"ID"字段设置为主键。

2. "证件号"字段只能输入 4 位数字。

3. "医生姓名"字段数据类型为短文本，设置为必填字段，且最大输入字符数为 10。

4. "民族"字段的默认值为"汉"。

5. "出生日期"字段中的日期显示效果为"xxxx 年 x 月 x 日"，输入的日期不得大于当天，否则将显示提示信息"出生日期不能大于今天"。

6. "手机"字段中存储的号码唯一、不能重复。

7. "工资"字段的值不能低于 3000。

【实现过程】

1. 在"设计视图"中打开"tbl 医生"表，选中"ID"字段，单击"设计"选项卡 >"工具"组 >"主键"命令，将"ID"字段设置为主键。设置完成后，字段会有 作为主键标识，如图 2-3-1 所示。

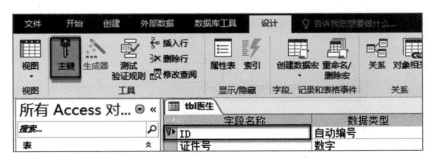

图 2-3-1　设置主键

2. 选中"证件号"字段，设置"数据类型"为"短文本"，"字段大小"属性为4，"输入掩码"属性为"0000"，如图2-3-2所示。

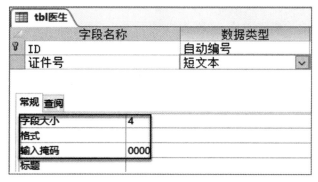

图 2-3-2 设置"证件号"字段属性

3. 选中"医生姓名"字段，设置"必需"属性为"是"，"字段大小"为10，如图2-3-3所示。

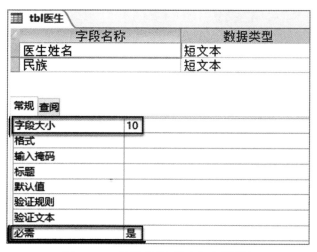

图 2-3-3 设置"医生姓名"字段属性

4. 选中"民族"字段，在"默认值"属性中输入""汉""，如图2-3-4所示。

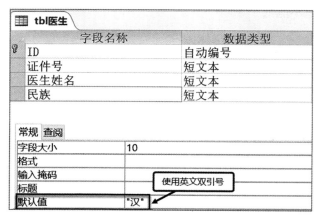

图 2-3-4 设置"民族"字段属性

5. 选中"生日"字段，设置"格式"属性为"长日期"；在"验证规则"属性中输入"<=Date()"；在"验证文本"属性中输入"出生日期不能大于今天"，如图2-3-5所示。

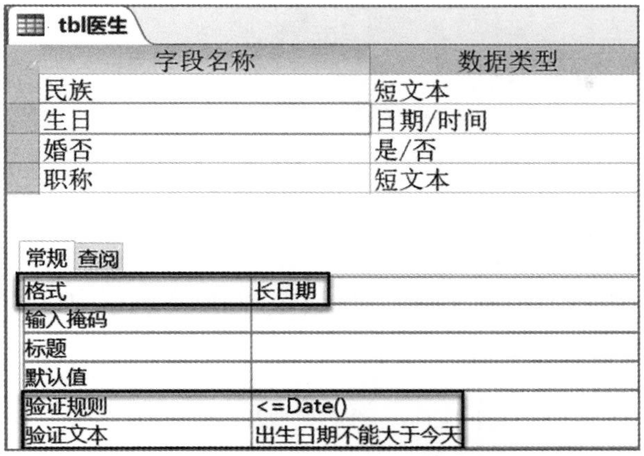

tbl医生	
字段名称	数据类型
民族	短文本
生日	日期/时间
婚否	是/否
职称	短文本

常规 查阅	
格式	长日期
输入掩码	
标题	
默认值	
验证规则	<=Date()
验证文本	出生日期不能大于今天

图 2-3-5　设置"生日"字段属性

6. 选中"手机"字段，设置"数据类型"为短文本，"字段大小"为 11，设置"索引"为"有（无重复）"项，如图 2-3-6 所示。

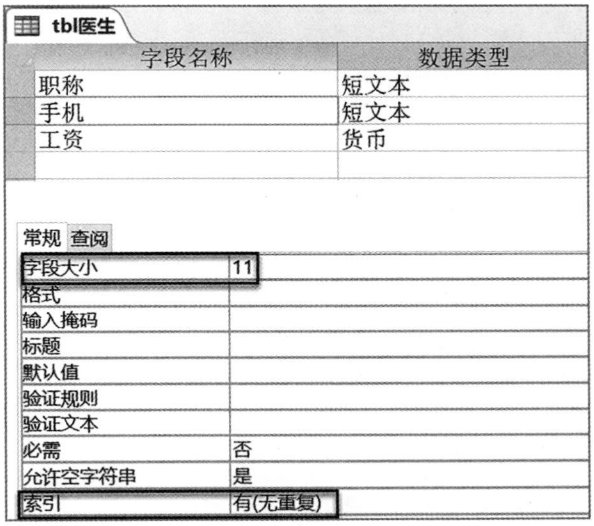

tbl医生	
字段名称	数据类型
职称	短文本
手机	短文本
工资	货币

常规 查阅	
字段大小	11
格式	
输入掩码	
标题	
默认值	
验证规则	
验证文本	
必需	否
允许空字符串	是
索引	有(无重复)

图 2-3-6　设置"手机"字段属性

7. 选中"工资"字段，将"数据类型"改为"货币"；在"验证规则"属性中输入">=3000"；在"验证文本"属性中输入"最低工资为 3000"，如图 2-3-7 所示。

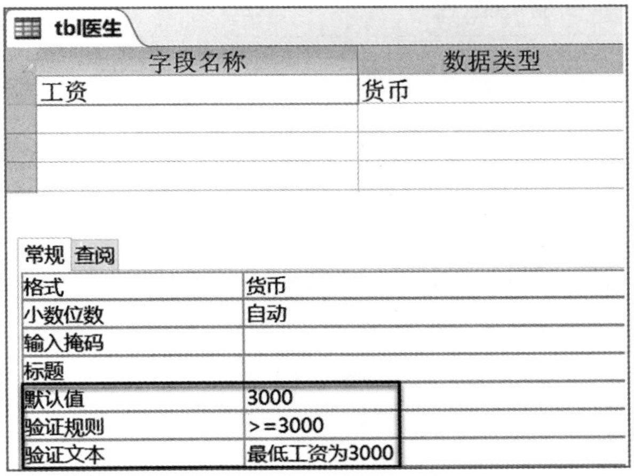

tbl医生	
字段名称	数据类型
工资	货币

常规 查阅	
格式	货币
小数位数	自动
输入掩码	
标题	
默认值	3000
验证规则	>=3000
验证文本	最低工资为3000

图 2-3-7　设置"工资"字段属性

【知识点】

字段的属性表示字段所具有的特性，包括字段名称、数据类型、说明，以及字段大小、格式、输入掩码等，决定了如何保存、处理或显示该字段的数据。

1. 字段大小

"字段大小"属性可以控制字段使用的空间大小，可用于数据类型为"短文本"或"数字"的字段。对于一个"短文本"类型的字段，字段大小决定了该字段最多存储的字符数，其取值范围是 1~255；对于一个"数字"型的字段，可以从其下拉列表框中选择该字段存储数字的类型。数字类型及取值范围如表 2-3-1 所示。

表 2-3-1　数字类型及取值范围

数字类型	值的范围	有效位数	字段长度
字节	$0 \sim 255$	/	1 字节
整型	$-32{,}768 \sim 32{,}767$	/	2 字节
长整型	$-2{,}147{,}483{,}648 \sim 2{,}147{,}483{,}647$	/	4 字节
单精度型	$-3.4 \times 10^{38} \sim 3.4 \times 10^{38}$	7	4 字节
双精度型	$-1.79 \times 10^{308} \sim 1.79 \times 10^{308}$	15	8 字节

2. 格式

"格式"属性用来决定数据的显示方式。不同数据类型的字段，其格式设置有所不同，如表 2-3-2 所示。

表 2-3-2　各种数据类型可选择的格式

数据类型	设置	说明
日期/时间	常规日期	如果其值只是一个日期，则不显示时间；如果其值只是一个时间，则不显示日期
	长日期	格式如：2007 年 6 月 19 日
	中日期	格式如：07-06-19
	短日期	格式如：2007/6/19
	长时间	格式如：17:34:23
	中时间	格式如：5:34 下午
	短时间	格式如：17:34
数字/货币	常规数字	默认值，按原样显示输入的数字，指定小数位数无效，如：3456.789
	货币	使用千位分隔符，货币符号按照 Windows "控制面板"中的设置显示，如：￥3,456.79
	欧元	使用千位分隔符和欧元符号（€），如：€ 3,456.79
	固定	可以指定小数位数，如：3456.79
	标准	使用千位分隔符，可以指定小数位数，如：3,456.79
	百分比	以百分比形式显示数字，如：15.23%
	科学记数	使用标准的科学记数法，如：3.46E+03，表示的数值为 3.46×10^3

3. 输入掩码

输入掩码是表示有效输入值格式的字符串，要求只能输入许可的值。

对于文本、数字、日期／时间、货币数据类型的字段，都可以定义输入掩码。Access 为文本和日期／时间型的字段提供了设置输入掩码的向导；对于数字和货币型的字段只能使用字符来自定义输入掩码。定义"输入掩码"属性常用的字符及含义如表 2-3-3 所示。

表 2-3-3　"输入掩码"属性所使用的字符及含义

字符	说明
0	必须输入数字（0～9）
9	可以输入数字或空格
#	可以输入数字、空格或 + -

4. 默认值

默认值是在添加新记录时自动输入的数据内容，设置"默认值"可以减少输入时的重复操作。例如，将民族字段的默认值设置为"汉"。

5. 验证规则及验证文本

验证规则属性用于防止非法数据输入到字段中，可将数据限定在许可范围内。

验证文本属性是在输入的数据不符合该字段的验证规则时弹出的提示信息。

6. 索引

索引可以帮助 Access 快速排序和查找记录。索引包括单字段索引和多字段索引，通过设置"索引"属性可创建单字段索引。表 2-3-4 列出了"索引"属性的设置项。

表 2-3-4　"索引"属性的设置项

属性	含义
无	不在该字段上创建索引
有（有重复）	在该字段上创建索引，允许字段中有重复值
有（无重复）	在该字段上创建唯一索引，不允许字段有重复值

7. 关键字和主键

关键字是能够唯一标识一条记录的字段或字段组合。如果"医生信息表"中包含"医生 ID"和"身份证号"两个字段，而且这两个字段的值都唯一、非空，则这两个字段皆为关键字，我们可以从这两个字段中选一个字段作为主要关键字，简称"主键"。可以通过"主键"字段与其他表建立联系。

【思考与练习】

1. 哪些属性可用于防止非法数据输入到字段中？

2. 设置"思考与练习－药品.accdb"数据库的"tbl 药品"表，要求药品名称必填、唯一；单次剂量应大于 0，如果输入时不满足要求，弹出提示信息"剂量应为大于 0 的数字"；剂量单位的默认值是"mg"。

实例 4　在医生表和患者表中查看病历信息——表间关系和参照完整性

【实例说明】

在这个实例中，将学习建立表间关系、设置参照完整性、在主表中查看相关表关联记录的方法。

【操作要求】

1. 打开"实例与练习\第 2 章 Access 数据库和表\1 实例练习\实例 4\医院门诊 – 练习 .accdb"数据库，建立数据库中的 4 个表的关系。

（1）设置"tbl 医生"表到"tbl 密码"表一对一关系，实施参照完整性。

（2）设置"tbl 患者"表到"tbl 病历"表一对多关系，"tbl 医生"表到"tbl 病历"表一对多关系，均实施参照完整性。

2. 在医生表和患者表中查看病历表中的相关记录。

【实现过程】

1. 在"设计视图"中打开"tbl 患者"表，选中"患者 ID"字段，单击"设计"选项卡 >"工具"组 >"主键"命令；使用同样方法设置"tbl 病历"表的"病历 ID"字段、"tbl 医生"表和"tbl 密码"表的"医生 ID"字段为主键。设置完成后保存并关闭所有表。

2. 单击"数据库工具"选项卡 >"关系"组 >"关系"命令，出现"显示表"对话框（也可通过"设计"选项卡 >"关系"组 >"显示表"命令使其弹出），如图 2-4-1 所示。

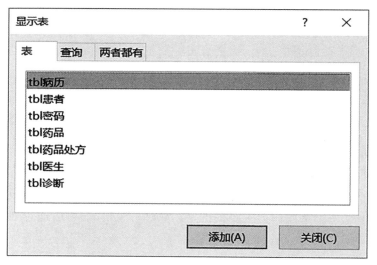

图 2-4-1　"显示表"对话框

3. 单击选中"tbl 病历"，然后按住 Ctrl 单击"tbl 患者""tbl 密码""tbl 医生"，以选中这 4 个表。单击"添加"按钮，将其添加到"关系"窗口，然后关闭"显示表"对话框。"关系"窗口如图 2-4-2 所示。

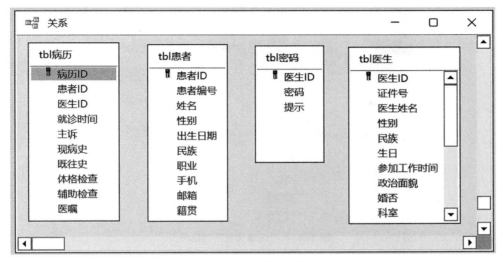

图 2-4-2 "关系"窗口

4. 在"关系"窗口中，拖动"tbl 医生"表的"医生 ID"字段至"tbl 密码"表的"医生 ID"字段，松开鼠标后，在弹出的"编辑关系"对话框中显示两个表及联接的字段，勾选"实施参照完整性"复选框，单击"创建"按钮，创建"tbl 医生"和"tbl 密码"表的一对一的关系，如图 2-4-3 所示。

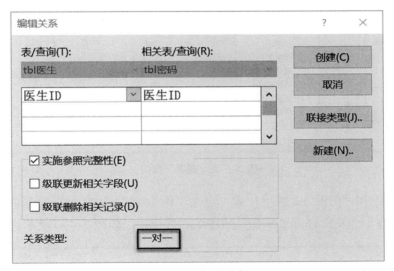

图 2-4-3 "编辑关系"对话框

5. 在"关系"窗口中，拖动"tbl 医生"表的"医生 ID"字段至"tbl 病历"表的"医生 ID"字段，松开鼠标后，在弹出的"编辑关系"对话框中显示两个表及联接的字段，勾选"实施参照完整性"复选框，单击"创建"按钮，创建"tbl 医生"和"tbl 病历"表的一对多的关系，如图 2-4-4 所示。

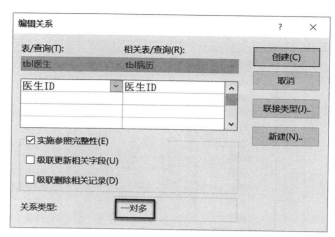

图 2-4-4 "编辑关系"对话框

6. 重复上述步骤，基于"患者 ID"字段创建"tbl 患者"表和"tbl 病历"表的一对多的关系。操作完成后"关系"窗口如图 2-4-5 所示。

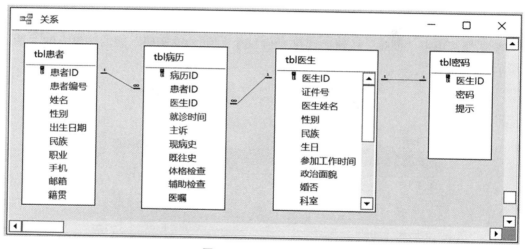

图 2-4-5 "关系"窗口

7. 在数据表视图中打开"tbl 医生"表，点击"医生 ID"为 35 的记录最左侧的"+"，即可显示出该"医生 ID"所关联的"tbl 病历"表中的相关记录，如图 2-4-6 所示。

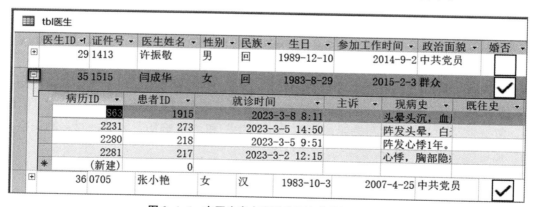

图 2-4-6 在医生表中查看病历表中的相关记录

8. 使用相同的方法，可以在"tbl 患者"表中查看"tbl 病历"表中的相关记录。

【知识点】

1. Access 是一个关系型数据库，每个表都是数据库中的独立对象，但是每个表又不是完全孤立的，表与表之间可能存在着相互的联系。

2. 表间关系有 3 种，分别为：一对一、一对多和多对多。

（1）一对一。基于联接字段，如果 A 表中的一条记录最多只能匹配 B 表中的一条记录，B 表中的一条记录最多只能匹配 A 表中的一条记录，那么这两个表存在一对一关系。联接字段在两个表中是主键或唯一索引时，可以建立一对一的关系。

（2）一对多。基于联接字段，如果 A 表中的一条记录可以匹配 B 表中的多条记录，但是 B 表中的一条记录最多只能匹配 A 表中的一条记录。那么这两个表存在一对多关系。一对多关系是最常见的表间联系，通常将"一"端表称为主表，将"多"端表称为相关表。联接字段在主表中是主键或唯一索引而在相关表中不唯一时，可以建立一对多的关系。

（3）多对多。如果 A 表中的一条记录与 B 表中的多条记录相关，B 表中的一条记录也与 A 表中的多条记录相关，那么这两个表存在多对多关系。多对多关系的两个表没有联接字段，是间接的联系。如果两个一对多关系具有共同的相关表，那么这两个一对多关系中的主表就是多对多关系。例如，"tbl 医生"表作为主表和"tbl 病历"表是一对多关系，"tbl 患者"表作为主表和"tbl 病历"表是一对多关系，"tbl 病历"表是这两组直接的一对多关系的共同的相关表，因此，"tbl 医生"表和"tbl 患者"表就形成了间接的多对多关系。

3. 两个表建立了直接联系后，可以在主表中查看相关表中的关联记录。也可以通过"开始"选项卡 >"记录"组 >"其他" >"子数据表"下的命令完成相关操作。

4. 参照完整性是一个规则系统，能确保表与表之间记录的有效性，避免出现孤立记录。实施参照完整性后，必须遵守以下规则。

（1）当主表中没有匹配记录时，不能将记录添加到相关表中，否则会出现孤立记录。

（2）当相关表中存在匹配记录时，又未启用"级联删除相关记录"的功能，则不能删除主表中的记录。如果启用"级联删除相关记录"功能，在删除主表记录的同时，将自动删除相关表中的匹配记录。

（3）当相关表中有匹配的记录时，又未启用"级联更新相关字段"的功能，则不能更改主表中的联接字段的值，否则相关表会出现孤立记录。如果启用"级联更新相关字段"功能，在更新主表中联接字段值时，将自动更改相关表中的匹配记录的联接字段的值。

5. 编辑和删除已有关系的方法。在"关系"窗口中双击表间的关系连线，即可打开"编辑关系"对话框。若要删除表间的关系，右击表间的关系连线，在快捷菜单中选择"删除"命令即可。

6. 外部关键字。一对一和一对多这两种直接联系中，相关表中的联接字段被称为外部关键字，简称外键。

【思考与练习】

1. 为什么要设置主键或唯一索引？

2. 实施参照完整性的作用是什么？

3. 基于实例中创建的关系，实施了参照完整性但未启用"级联删除相关记录""级联更新相关字段"，如果孙文磊医生对应"tbl 病历"表中有 6 条诊治记录，能否在"tbl 医生"表中直接删除孙文磊医生记录？能否在"tbl 病历"表中直接删除这 6 条诊治记录？

4. 基于本实例的操作，在"医院门诊 – 练习"数据库中建立"tbl 病历""tbl 诊断""tbl 药品处方""tbl 药品"表之间的关系，并实施参照完整性。

5. 在"tbl 医生"表中逐级查看病历和处方信息。

Access 查询

扫一扫，查阅
本章数字资源，
含 PPT、音视
频、图片等

　　查询是 Access 数据库的重要对象，是 Access 处理和分析数据的重要工具。查询可以将一个或多个表中的数据提取出来，对数据进行浏览、分析和统计。

　　查询包括选择查询、交叉表查询、参数查询等类型。本章将通过 6 个实例介绍常用查询的创建、编辑、使用方法和 SQL 中 Select 语句用法。

　　本章实例练习与答案文件位于"实例与练习 \ 第 3 章 Access 查询"文件夹中。

实例 1　通过手机号码查找患者信息——运算符和表达式

【实例说明】

本实例介绍在查询中使用运算符和表达式的方法。

【操作要求】

基于"实例与练习 \ 第 3 章 Access 查询 \1 实例练习 \ 医院门诊 – 练习.accdb"数据库中的"tbl 患者"表，查找手机号码中包含数字"6350"的患者信息，如图 3-1-1 所示。

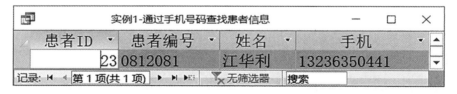

图 3-1-1　查询结果

【解题思路】

使用 Like 运算符设置查询条件，实现包含运算。

【实现过程】

1. 创建查询

打开"医院门诊 – 练习.accdb"数据库，单击"创建"选项卡 >"查询"组 >"查询设计"命令，创建"查询 1"对象，并进入查询设计视图。在"显示表"对话框（如图 3-1-2 所示）中，选择"tbl 患者"表，单击"添加"按钮，"tbl 患者"表将出现在查询窗口中。借助 Ctrl 键，选中"tbl 患者"表的"患者 ID""患者编号""姓名""手机"字段，并将其拖拽至查询窗口下部的设计窗格中，如图 3-1-3 所示。

2. 设置查询条件

在设计窗格"手机"字段的"条件"行中输入：Like "*6350*"，如图 3-1-4 所示。

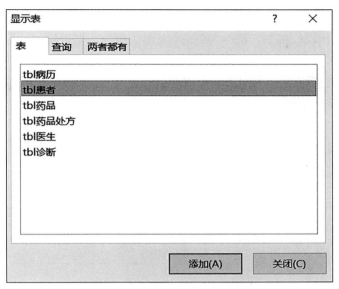

图 3-1-2　"显示表"对话框

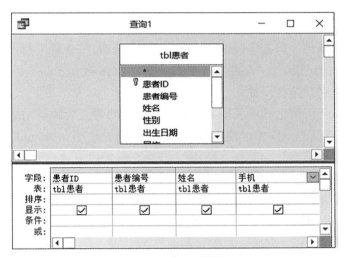

图 3-1-3　添加数据源和字段

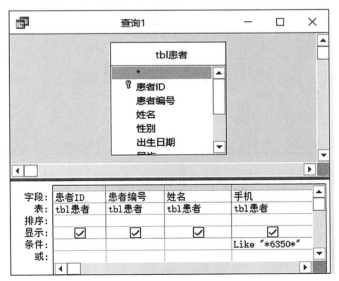

图 3-1-4　填写查询条件

3. 显示查询结果

单击"开始"选项卡 >"视图"组 >"数据表视图"命令，切换到"数据表视图"，查看结果。

【知识点】

1. 在"显示表"对话框中为查询添加数据源时，按住 Shift 键可实现连续多选，按住 Ctrl 键可实现不连续多选和反向选择。

2. 字段列表中"*"表示该表的所有字段。

3. 查询条件的设置规则。

（1）不同数据类型常量的表示方法，如表 3-1-1 所示。

表 3-1-1　不同数据类型常量的表示方法

数据类型	定界符	示例
文本	""（英文双引号）	"张三"
日期 / 时间	##	#2012/10/15#
数字	无	123.67
是 / 否	无	true

（2）是否型字段的条件：筛选字段值为"true"的记录时，"条件"行可以设置为 true 或 -1；筛选字段值为"false"的记录时，"条件"行可以设置为 false 或 0。

4. 空值、空串的区别及条件设置。

（1）空值：未填写任何信息的单元格为空值，其表示的含义为该单元格的值目前"不知道"，使用"null"表示。在查询的条件中，使用 is null 筛选空值，使用 is not null 筛选非空值。

（2）空串：是"空字符串"的简称，使用 "" 表示，空串代表该单元格"没有值"。在查询的条件中使用 ""，可筛选文本字段中的空串。

5. 常用运算符包括算术运算符、比较运算符、逻辑运算符和字符串连接运算符，见表 3-1-2、表 3-1-3、表 3-1-4、表 3-1-5。

表 3-1-2　常用算术运算符

算术运算符	说明	示例	结果
+	加	2+3	5
-	减	5-2	3
*	乘	3*4	12
/	除	10/2	5
^	乘方（开方使用倒数）	2^3	8
mod	求模（求余）	14 Mod 4	2

表 3-1-3　比较运算符

比较运算符	说明	示例	结果
=	等于	2=1	false
<>	不等于	2<>1	true

续表

比较运算符	说明	示例	结果
<	小于	2<3	true
<=	小于或等于	2<=3	true
>	大于	2>3	false
>=	大于或等于	3>=3	true
In	用于指定一组值，只要其中一个值与被查询的值匹配，结果即为真	5 in（2,8,5）	true
Between 表达式 1 And 表达式 2	用于指定一个值的范围，如果被判断的值大于等于表达式 1，并且小于等于表达式 2，则结果为真	5 Between 1 and 10	true
Like	用于指定查找文本字段的匹配模式。用 ? 表示该位置可匹配任何一个字符；用 * 表示该位置可匹配零或多个字符；用 # 表示该位置可匹配任何一个数字；用 [ ] 表示可匹配的字符范围	Like "[a–d]*"	匹配以 "abcd" 中任一字母开头的字符串

表 3–1–4 常用逻辑运算符

逻辑运算符	说明	示例	结果
Not	单目运算符，用于取反	Not 1>2	true
And	双目运算符，And 连接的 2 个表达式皆为真时，整个表达式才为真	1>2 And 2<3	false
Or	双目运算符，Or 连接的 2 个表达至少有 1 个为真时，整个表达式为真	1>2 Or 2<3	true

表 3–1–5 字符串连接运算符

字符串连接运算符	说明	示例	结果
&	可将 2 个相同或不同数据类型的值以字符串形式连接起来	"abc" & 123	"abc123"

6. 算术运算符、比较运算符和逻辑运算符，优先级依次降低。通常情况下，算术运算的结果为数字，比较运算和逻辑运算的结果为逻辑值 true 或 false。

【思考与练习】

1. 基于 "tbl 患者" 表、"tbl 病历" 表和 "tbl 医生" 表，查询就诊于 "孙文磊" 医生，"现病史" 中包含 "睡眠不佳" 情况的诊治信息，分别显示 "患者 ID" "姓名" "医生姓名" "就诊时间" 和 "现病史"，如图 3–1–5 所示。

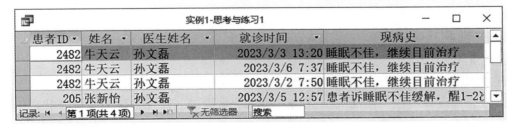

图 3–1–5 诊治信息查询

2. 基于“tbl 医生”表，查询科室为“消化科”，工资在“8000~9000”元之间的医生信息，分别显示“医生 ID”“医生姓名”“科室”“工资”，如图 3–1–6 所示。

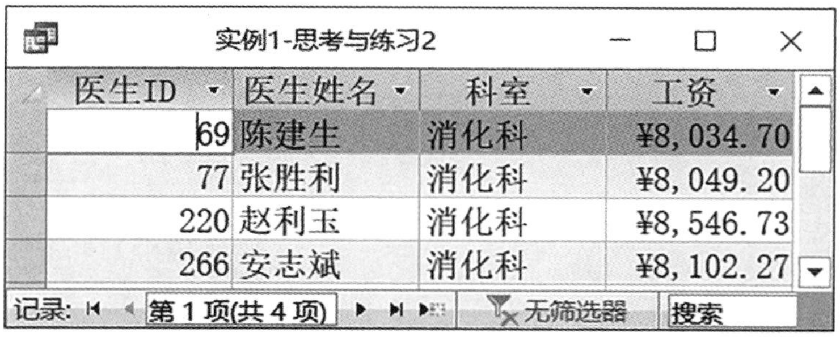
实例1-思考与练习2

医生ID	医生姓名	科室	工资
69	陈建生	消化科	¥8,034.70
77	张胜利	消化科	¥8,049.20
220	赵利玉	消化科	¥8,546.73
266	安志斌	消化科	¥8,102.27

记录: 第 1 项(共 4 项) 无筛选器 搜索

图 3–1–6　医生查询

实例 2　生成患者的称谓和年龄——使用函数

【实例说明】

本实例介绍函数的用法。

【操作要求】

基于“tbl 患者”表，创建查询“实例 2– 生成患者称谓和年龄”，添加“称谓”和“年龄”字段，按出生日期降序排列。已知表中所有人员都是单姓，称谓为“姓 + 先生 / 女士”，如图 3–2–1 所示。

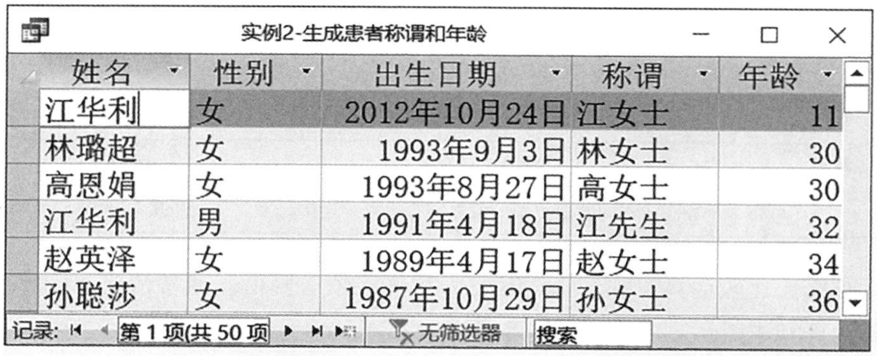
实例2-生成患者称谓和年龄

姓名	性别	出生日期	称谓	年龄
江华利	女	2012年10月24日	江女士	11
林璐超	女	1993年9月3日	林女士	30
高恩娟	女	1993年8月27日	高女士	30
江华利	男	1991年4月18日	江先生	32
赵英泽	女	1989年4月17日	赵女士	34
孙聪莎	女	1987年10月29日	孙女士	36

记录: 第 1 项(共 50 项 无筛选器 搜索

图 3–2–1　查询结果

【解题思路】

1. 使用文本函数取出姓名中的姓氏、使用条件判断函数依据性别生成称谓。

2. 年龄为当前年份 – 出生年份。

3. 按出生日期降序排列。

【实现过程】

1. 创建查询

打开“医院门诊 – 练习.accdb”数据库，单击“创建”选项卡 >“查询”组 >“查询设计”命令，打开查询设计视图，添加“tbl 患者”表作为数据源，添加“姓名”“性别”“出生日期”字段。

2. 添加计算字段

在查询窗口下部的设计窗格中，"出生日期"列右侧两个空白列的"字段"行分别填写"称谓 :Left([姓 名],1)+IIf([性 别]=" 男 "," 先 生 "," 女 士 ")"，" 年 龄 :Year(Date()) –Year([出 生 日 期])"，设置"出生日期"字段的排序方式为"降序"，如图 3-2-2 所示。

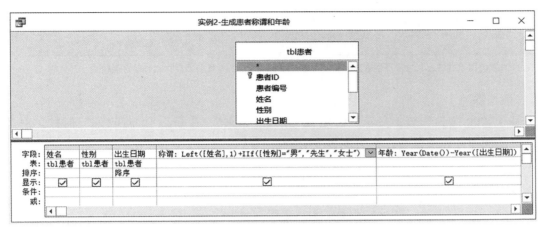

图 3-2-2　添加计算字段

3. 显示查询结果

切换到"数据表视图"查看结果，保存查询，并取名为"实例 2– 生成患者称谓和年龄"。如果更改患者的出生日期，年龄将自动重新计算。

【知识点】

1. 在表达式中，字段使用英文方括号标识。如"Year([出生日期])"中"[出生日期]"表示"出生日期"字段。

2. 修改查询中字段名的方法：在查询设计视图的"字段"行中输入"新字段名 :原字段名或表达式"，其中冒号为英文符号。

3. 常用函数，如表 3-2-1 所示。

表 3-2-1　常用函数

类别	函数	说明	示例	结果
数学	Fix(N)	返回 N 的整数部分	Fix(–5.6)	–5
	Round(N1, N2)	将 N1 按照 N2 指定的小数位数进行"四舍六入五留双"运算，N2 为 0 时无小数部分	Round(3.82,1) Round(3.87,1) Round(3.75,1) Round(3.85,1)	3.8 3.9 3.8 3.8
文本	Left(S, N)	从 S 左侧截取 N 个字符	Left("abcd",2)	"ab"
	Right(S, N)	从 S 右侧截取 N 个字符	Right("abcd",2)	"cd"
	Mid(S, N1, N2)	从 S 第 N1 个字符开始，截取 N2 个字符	Mid("abcd",2,2)	"bc"
	Instr(S1, S2)	查找 S2 在 S1 中第一次出现的位置	Instr("abcd","c")	3
日期 / 时间	Year(T)	返回给定日期中的年份	Year(#2023/6/3#)	2023
	Date()	返回当前系统日期	Date()	当前系统日期
检查	IsNull(E)	判断 E 是否为 Null	IsNull("")	false

续表

类别	函数	说明	示例	结果
程序流程	IIf(L, E1, E2)	如果 L 的值为 true，返回 E1；否则返回 E2	IIf(5>3,"A","B")	"A"
	Switch(L1, Value1[,L2, Value2]···[,Ln,Valuen])	从左至右，返回第一个逻辑型表达式的值为 true 的相应值	Switch([成绩]>85, " 优秀 "，[成绩]>=60, " 良好 "，[成绩]<60, " 不及格 ")	若 成 绩 为 75，返回 " 良好 "

注：N 为数值型表达式，S 为字符型表达式，L 为逻辑型表达式，T 为日期型表达式，E 为表达式。

【思考与练习】

1. 基于"tbl 医生"表，显示"医生 ID""医生姓名""工资""本月收入"信息，本月收入为"工资"加 500 元过节费，如图 3-2-3 所示。

医生 ID	医生姓名	工资	本月收入
29	许振敬	¥8,092.68	¥8,592.68
35	闫成华	¥5,761.60	¥6,261.60
36	张小艳	¥7,218.88	¥7,718.88
44	丁继霄	¥8,520.26	¥9,020.26
57	周伟明	¥6,385.15	¥6,885.15
69	陈建生	¥8,034.70	¥8,534.70
77	张胜利	¥8,049.20	¥8,549.20
81	宋建秋	¥5,556.82	¥6,056.82
100	董怡岭	¥7,804.08	¥8,304.08

记录：第 1 项(共 21 项)　无筛选器　搜索

图 3-2-3　收入情况

2. 基于"tbl 患者"表，显示"患者 ID""姓名""出生日期""年龄""年龄段"信息，如图 3-2-4 所示。年龄段划分：童年（0～6 岁），少年（7～17 岁），青年（18～40 岁），中年（41～65 岁），老年（66 岁以后）。

患者 ID	姓名	出生日期	年龄	年龄段
13	陈琳	1979年3月15日	44	中年
23	江华利	2012年10月24日	11	少年
34	王丽彦	1957年5月8日	66	老年
39	倪成华	1986年1月14日	37	青年
48	黎斌杰	1985年9月15日	38	青年
57	张琳黎	1968年10月11日	55	中年

记录：第 1 项(共 50 项)　无筛选器　搜索

图 3-2-4　患者年龄段情况

实例 3　计算药物频次和剂量——分组查询

【实例说明】

本实例介绍分组查询和统计计算的方法。

【操作要求】

基于"tbl 药品处方"表和"tbl 药品"表，统计每种中成药使用的次数，总剂量的合计、平均值、最大值和最小值，并按药品使用次数降序排列，如图 3-3-1 所示。

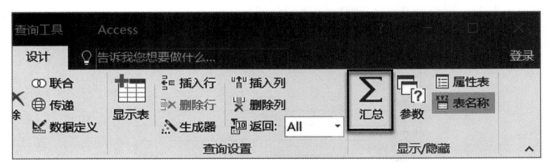

药品名称	药品ID之计数	总剂量之合计	总剂量之平均值	总剂量之最大值	总剂量之最小值
除湿丸	6	24.0	4.0	14	2
枣仁安神颗粒	5	56.0	11.2	14	7
内消连翘丸	5	10.0	2.0	2	2
通络祛痛膏	3	176.0	58.7	60	56
舒肝解郁胶囊	3	85.0	28.3	43.2	20.16
射麻口服液	3	112.0	37.3	42	28
健脾疏肝丸	3	144.0	48.0	48	48

记录: ⋈ ◂ 第 1 项(共 51 项) ▸ ▸⋈　▾无筛选器　搜索

图 3-3-1　计算药物频次和剂量

【解题思路】

按药品名称进行分组，在组内完成计数等聚合运算。

【实现过程】

1. 创建查询

打开"医院门诊 – 练习.accdb"数据库，单击"创建"选项卡 >"查询"组 >"查询设计"命令，在查询设计视图中，将"tbl 药品处方"表和"tbl 药品"表作为数据源，在查询窗口下部的设计窗格中添加"tbl 药品"表的"药品名称"和"药品类别"字段，添加"tbl 药品处方"表的"药品 ID"字段和 4 个"总剂量"字段。

2. 分组查询统计

（1）单击"查询工具" >"设计"选项卡 >"显示 / 隐藏"组 >"∑汇总"命令，如图 3-3-2 所示，即可在设计窗格中显示"总计"行。

![查询工具 Access 功能区截图，显示"汇总"命令按钮位于"显示/隐藏"组中]

图 3-3-2　"汇总"命令按钮

（2）在"药品名称"字段的"总计"单元格中选择"Group By"，在"药品 ID"字段的"总计"单元格中选择"计数"，"排序"单元格中选择"降序"；4 个"总剂量"字段的"总计"单元格中分别选择"合计""平均值""最大值""最小值"；在"药品类别"字段的"总计"单元格中选择"where"，"条件"单元格中输入"中成药"，如图 3-3-3 所示。

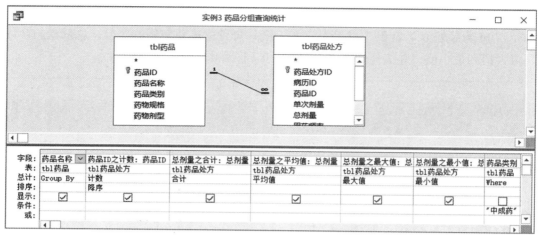

图 3-3-3 分组与排序

（3）单击"查询工具">"设计"选项卡>"显示/隐藏"组>"属性表"命令，如图 3-3-4 所示，打开"属性表"窗格。

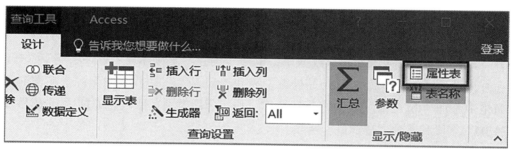

图 3-3-4 "属性表"命令按钮

（4）分别选中"总剂量之合计"和"总剂量之平均值"字段，在"属性表"窗格的"常规"选项卡中，设置"格式"属性为"固定"，"小数位数"为"1"，如图 3-3-5 所示。

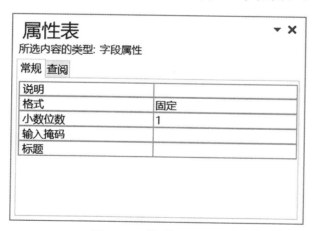

图 3-3-5 "属性表"窗格

3. 显示查询结果

切换到"数据表视图"显示分组统计结果。

【知识点】

1. 聚合函数，如表 3-3-1 所示。

表 3–3–1　聚合函数

函数	总计行显示	说明
Sum	合计	返回数值的总和
Avg	平均值	返回非空值的平均值
Count	计数	返回非空值的记录数，通常是对主键字段进行计数，count([主键字段]) 与 count(*) 作用相同
Max	最大值	返回最大值
Min	最小值	返回最小值
StDev	StDev	返回标准偏差
Var	变量	返回样本方差

2. 总计行常用功能，如表 3–3–2 所示。

表 3–3–2　总计行功能

总计行内容	说明
Group By	对字段值进行分组，相同的字段值分为一组
Expression	为包含聚合函数的表达式，例如，可用此项计算空值按 0 处理的平均工资，表达式为 sum([工资])/count(*)
where	在分组查询中用于设置 group by 运算之前的筛选条件，只有符合条件的记录才参加 group by 运算，此列不可显示。分组查询中非 where 列设置的条件作用于分组计算之后的结果

【思考与练习】

1. 基于"tbl 医生"表，统计工资大于等于 7000 的不同职称的医生人数、平均工资和最高工资，如图 3–3–6 所示。

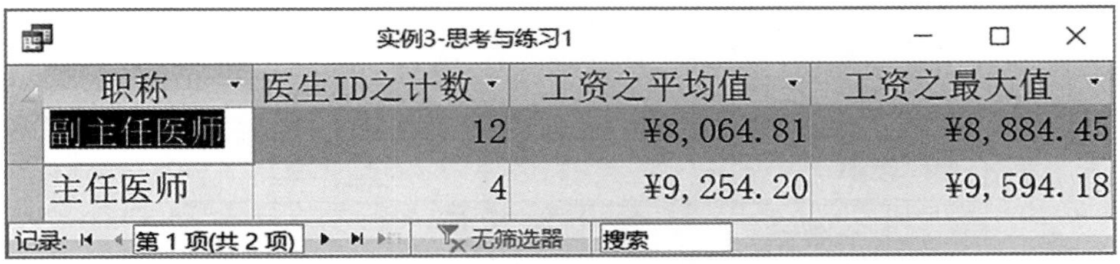

职称	医生ID之计数	工资之平均值	工资之最大值
副主任医师	12	¥8,064.81	¥8,884.45
主任医师	4	¥9,254.20	¥9,594.18

记录: ◄ ◄ 第 1 项(共 2 项) ► ►► ▼ 无筛选器　搜索

图 3–3–6　查询结果

2. 基于"tbl 患者"表，以籍贯的前 2 个字作为"地区"，显示患者人数是 3 个或 3 个以上的地区，按患者人数降序排列，如图 3–3–7 所示。

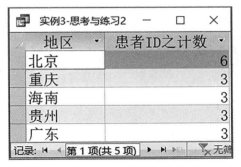

地区	患者ID之计数
北京	6
重庆	3
海南	3
贵州	3
广东	3

记录: ◄ ◄ 第 1 项(共 5 项) ► ►► ▼无筛

图 3–3–7　查询结果

实例 4 动态检索和计算——参数查询

【实例说明】

本实例介绍通过设置查询的参数，实现动态检索和计算的方法。

【操作要求】

基于"tbl 医生"表，创建查询，实现如下功能：打开查询时，在弹出的"输入参数值"对话框中输入待查询的科室和科室奖金，即可计算该科室医生当月收入（收入＝工资＋奖金），如图 3-4-1 所示。

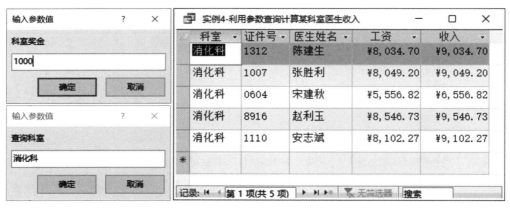

图 3-4-1 已知奖金计算指定科室医生的收入

【实现过程】

1. 创建查询

打开"医院门诊－练习.accdb"数据库，单击"创建"选项卡 > "查询"组 > "查询设计"命令打开查询设计视图，添加"tbl 医生"表作为数据源，将"科室""证件号""医生姓名""工资"字段作为查询字段，如图 3-4-2 所示。

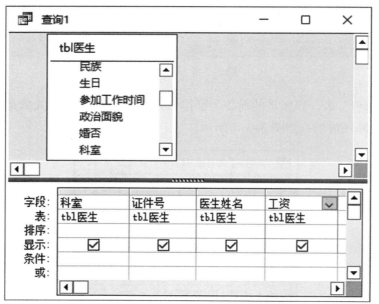

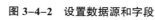
图 3-4-2 设置数据源和字段

2. 设置参数

在"科室"字段的条件行中，输入"[查询科室]"，在空白列的"字段"行中输入"收入：[工资]+ [科室奖金]"，如图 3-4-3 所示。

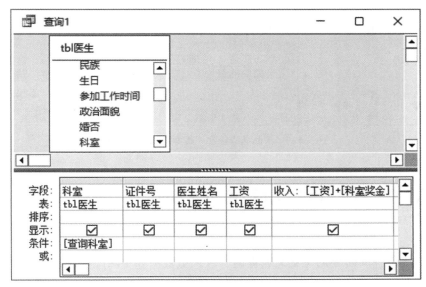

图 3-4-3　设置参数

3. 显示查询结果

切换到"数据表视图"，将分别显示"查询科室""科室奖金"参数对话框。按要求输入科室及科室奖金后，查看结果。

【知识点】

1. 参数相当于变量，一般形式为：[参数提示信息]。"参数提示信息"可以自行定义，但注意不能和查询数据源中的字段同名，如果同名，Access 会将其作为字段处理。

2. 参数可以单独使用，也可以包含在表达式中。参数可以出现在"字段"行或"条件"行中。查询中可以使用一个或多个参数。

3. 参数查询通过参数对话框接收数据，以实现动态的检索和计算。

【思考与练习】

1. 基于"tbl 医生"表，创建查询，以实现如下功能：打开查询时，先后弹出两个对话框提示用户输入起止日期，然后显示该日期范围内参加工作的所有医生信息，结果按照参加工作时间升序排列。显示的信息包括"证件号""医生姓名""科室"及"参加工作时间"。例如，输入"2000-1-1"及"2005-1-1"，结果如图 3-4-4 所示。

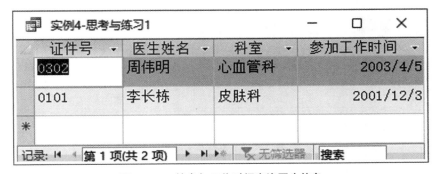

图 3-4-4　按参加工作时间查询医生信息

2. 基于"tbl 药品"表，创建查询，实现按药品名称的模糊查询。打开查询时，弹出对话框提示"输入药品名称"，然后显示药品名称包含该参数值的药品信息。显示的信息包括"药品名称""药品类别""药物规格"及"药物剂型"，如图 3-4-5 所示。

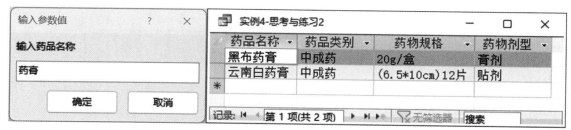

图 3-4-5　药品名称包含"药膏"的药品信息

实例 5　查找重复项和不匹配项——使用查询向导

【实例说明】

本实例介绍使用查询向导创建交叉表查询、查找重复项和不匹配项的方法。

【操作要求】

1. 基于"tbl 药品"表，创建"交叉表"查询，计算各种药物剂型里西药、中成药的数量，如图 3-5-1 所示。

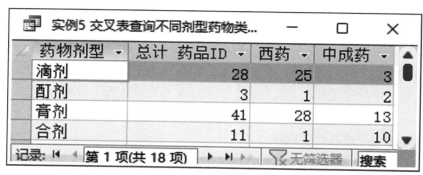

图 3-5-1　交叉表查询结果

2. 基于"tbl 患者"表，创建查询，查找重名患者，如图 3-5-2 所示。

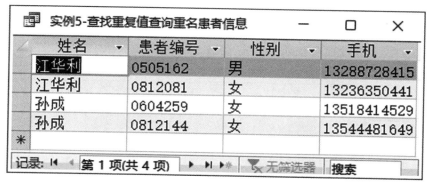

图 3-5-2　查找重名患者

3. 基于"tbl 患者"表和"tbl 病历"表，创建查询，显示没有病历信息的患者，如图 3-5-3 所示。

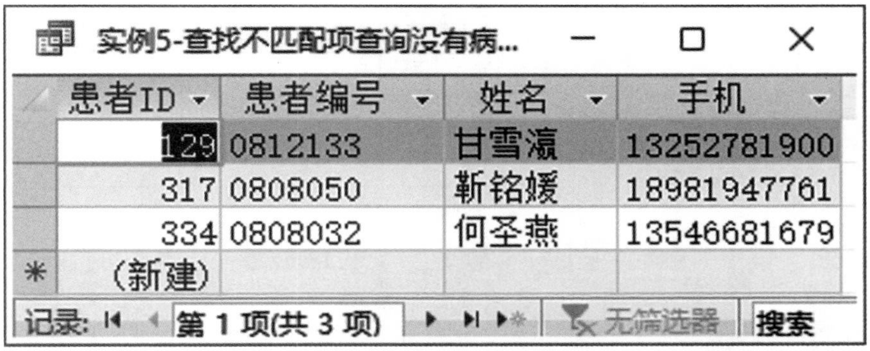

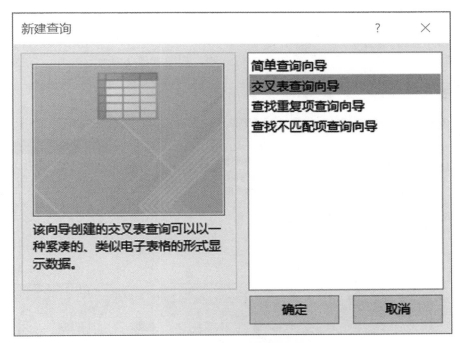

图 3-5-3 没有病历信息的患者

【实现过程】

1. 创建交叉表查询

（1）打开"医院门诊 – 练习.accdb"数据库，单击"创建"选项卡 >"查询"组 >"查询向导"命令，在"新建查询"对话框中选择"交叉表查询向导"，如图 3-5-4 所示。

图 3-5-4 选择查询向导类型

（2）在交叉表查询向导的第 1 步，选择交叉表查询的数据源："表：tbl 药品"，如图 3-5-5 所示。

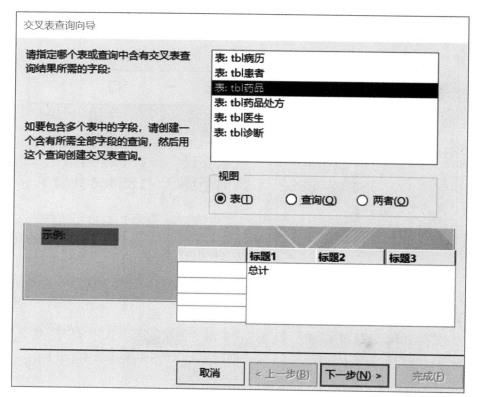

图 3-5-5　选择数据源

（3）第 2 步，选择"药物剂型"字段作为行标题，如图 3-5-6 所示。

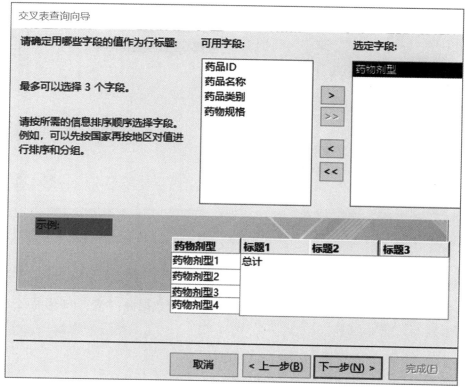

图 3-5-6　设置行标题

（4）第 3 步，选择"药品类别"字段作为列标题，如图 3-5-7 所示。

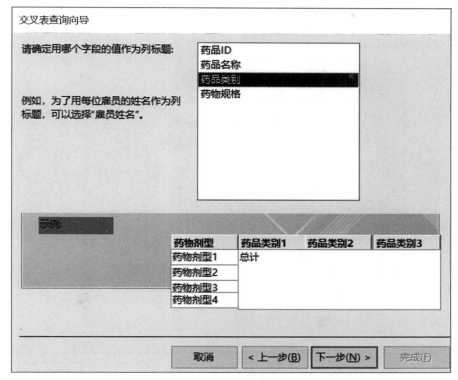

图 3-5-7　设置列标题

（5）第 4 步，选择用于计算的字段"药品 ID"，函数设置为"计数"，如图 3-5-8 所示。

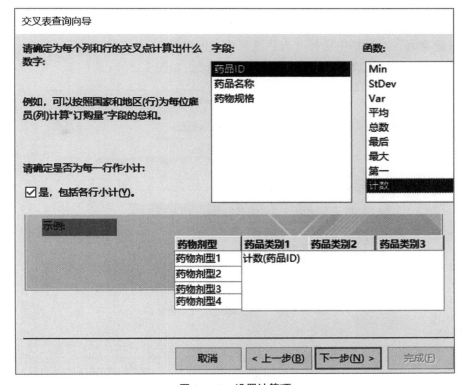

图 3-5-8　设置计算项

（6）第 5 步，设定交叉表查询的名称，如图 3-5-9 所示，单击"完成"按钮，即可看到交叉表查询的结果。

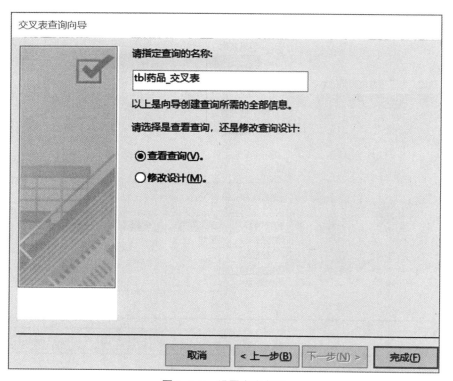

图 3-5-9　设置查询名称

2. 查找重名患者

（1）打开"医院门诊 – 练习.accdb"数据库，单击"创建"选项卡 >"查询"组 >"查询向导"命令，在"新建查询"对话框中选择"查找重复项查询向导"，单击"确定"。

（2）在向导第 1 步，选择数据源为"表：tbl 患者"，如图 3-5-10 所示。

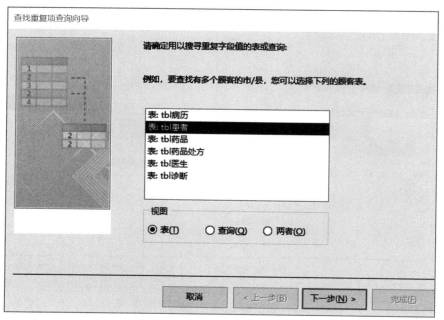

图 3-5-10　选择数据源

（3）第 2 步，将"姓名"字段添加到"重复值字段"列表框中，如图 3-5-11 所示。

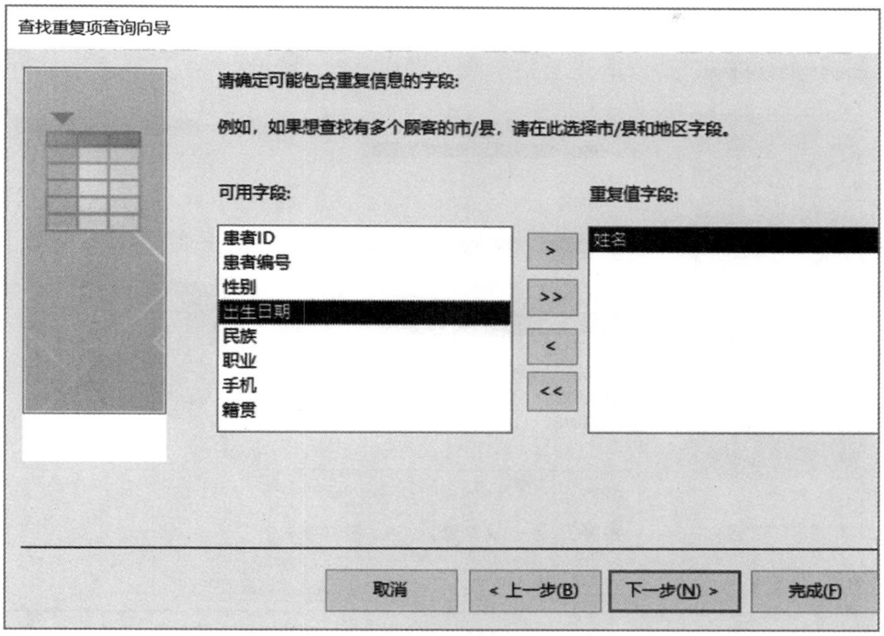

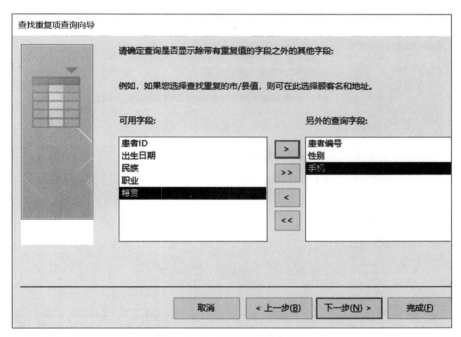

图 3-5-11　选择重复值字段

（4）第 3 步，设置查询中需要显示的其他字段。将"患者编号""性别""手机"字段添加到"另外的查询字段"列表框中，如图 3-5-12 所示。

图 3-5-12　设置其他显示字段

（5）第 4 步，设置查询的名称，单击"完成"按钮，即可查看重名患者的信息。

3. 查找没有病历信息的患者

（1）打开"医院门诊 - 练习.accdb"数据库，单击"创建"选项卡 >"查询"组 >"查询向导"命令，在"新建查询"对话框中选择"查找不匹配项查询向导"，单击"确定"。

（2）本实例要查找没有出现在"tbl病历"表中的患者。向导第1步要求选择包含查询结果的数据源，这里设为"表：tbl患者"，如图3-5-13所示。

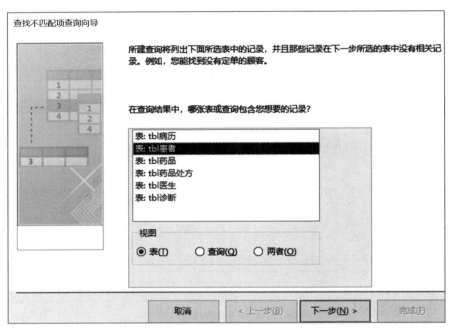

图3-5-13 选择"tbl患者"表

（3）第2步，上一步选择了"患者表"，这一步要选择包含患者病历信息的相关表，在此选择"表：tbl病历"，如图3-5-14所示。

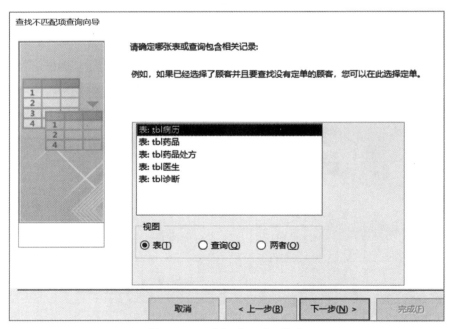

图3-5-14 选择"tbl病历"表

（4）第3步，由于"tbl患者"表与"tbl病历"表已建立一对多的关系，向导自动将2个表的联接字段"患者ID"设置为匹配字段，如图3-5-15所示。也可以手动选择2个表中的字段，单击"<=>"按钮进行匹配。

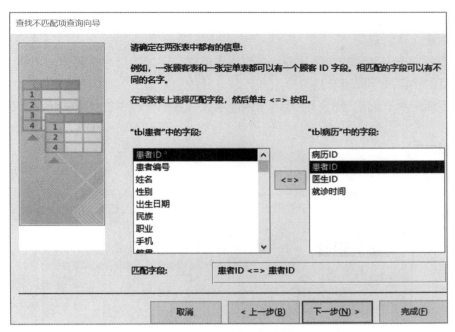

图 3-5-15　选择匹配字段

（5）第 4 步，设置查询结果需要显示的字段，此处选择"患者 ID""患者编号""姓名""手机"字段，如图 3-5-16 所示。

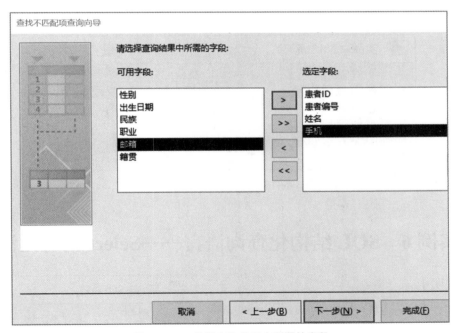

图 3-5-16　选择查询结果中所需的字段

（6）设置查询名称，单击"完成"按钮，可以查看没有病历信息的患者。

【知识点】

1. 交叉表查询。

（1）交叉表查询可以同时在水平方向和垂直方向对表中的数据进行分组，并完成聚合运算。

（2）在查询向导中，交叉表查询的行标题最多可以设置 3 个，列标题和值有且只能有 1 个。

（3）在查询的设计视图中，可以通过"查询工具">"设计"选项卡>"查询类型"组>"交叉表"命令创建交叉表查询。

2. 查找重复项查询向导的功能是查找单个字段或多个字段组合有重复值的记录，实现原理是对包含重复值的字段或字段组合进行分组并计数，计数结果大于1则为重复项。

3. 查找不匹配项查询向导的功能是基于匹配字段，在一个表中查找哪些记录在另一个表中没有相关记录。

【思考与练习】

1. 基于"tbl医生"表，统计不同职称、不同性别的医生人数，如图3-5-17所示。

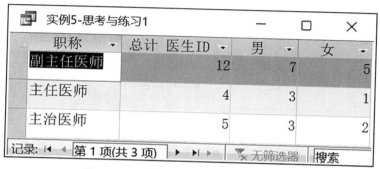

图3-5-17　不同职称的男女医生人数统计

2. 基于"tbl药品"表和"tbl药品处方"表创建查询，查找哪些药品从未在处方中使用过，如图3-5-18所示。

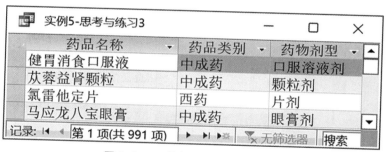

图3-5-18　处方中未使用过的药品

实例6　SQL结构化查询语言——Select语句用法

【实例说明】

本实例介绍SQL结构化查询语言中Select语句的用法。

【操作要求】

基于"tbl药品"表，计算在中成药中，哪些药物剂型包含的药品数量超过20个，并按数量降序排列，如图3-6-1所示，查看该查询的SQL语句。

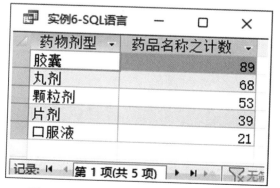

图3-6-1　不同剂型的中成药药品数量统计

【实现过程】

1. 创建查询

打开"医院门诊 – 练习.accdb"数据库，单击"创建"选项卡 >"查询"组 >"查询设计"命令打开查询设计视图，添加"tbl 药品"表作为数据源，添加"药物剂型""药品名称""药品类别"字段为查询字段。

2. 分组查询设计

单击"查询工具" >"设计"选项卡 >"显示 / 隐藏"组 >"∑汇总"命令，在设计窗格中显示"总计"行。

设置"药物剂型"的"总计"单元格为 Group By；"药品名称"的"总计"单元格为"计数"，"排序"单元格为"降序"，"条件"单元格中输入">20"；"药品类别"的"总计"单元格为"Where"，"条件"单元格中输入"" 中成药 ""，如图 3-6-2 所示。

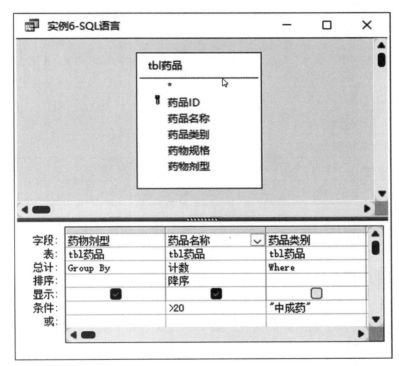

图 3-6-2　设计分组查询

3. SQL 视图

单击"开始"选项卡 >"视图"组 >"SQL 视图"命令，进入该查询的 SQL 视图，查看 SQL 语句。本查询 SQL 语句简化后为：

```
SELECT 药物剂型 ,Count( 药品名称 ) AS 药品名称之计数
FROM  tbl 药品
WHERE 药品类别 =" 中成药 "
GROUP BY 药物剂型
HAVING Count( 药品名称 )>20
ORDER BY Count( 药品名称 ) DESC;
```

【知识点】

1. SQL 简介

SQL（Structured Query Language，结构化查询语言）是数据库领域中应用最广泛的数据库查询语言。SQL 语言包括了数据定义、数据查询、数据操作和数据控制等功能，可以完成数据库活动中的全部工作。SQL 语言不区分大小写。

2. 选择查询 SQL 语句基本格式

select［all|distinct|TOP n］*| 字段 1 或表达式 1［as 新字段名 1］, 字段 2 或表达式 2［as 新字段名 2］… from 表 1［, 表 2］…［where 条件表达式］［group by 字段名 | 表达式］［having 条件表达式］［order by 字段名 | 表达式［asc|desc］］

关键字含义见表 3-6-1。

表 3-6-1　关键字说明

关键字	说明
select	指定要显示的字段列表。all：显示所有满足条件的记录；distinct：去重，重复记录只显示一次；top n：依据排序结果，只返回前 n 条记录；as：字段重命名
from	指定作为数据源的表、查询或 SQL 语句
where	筛选符合条件的记录
group by	指定分组的字段或表达式
having	为 Group By 或聚合计算的字段或表达式指定条件
order by	指定排序的字段或表达式。asc 为升序，为默认设置；desc 为降序

例如，显示"tbl 医生"表中"首都医科大学"毕业的医生的姓名和学位。使用 SQL 语句为：

select 姓名, 学位 from tbl 医生 where 毕业院校 =" 首都医科大学 "

【思考与练习】

1. 当 from 子句后有多个表时，如何表示某个字段属于哪个表？

2. 在查询的 SQL 视图中完成对"tbl 医生"表中男医生人数的计算。

3. 查看前面实例中查询对象所对应的 SQL 语句。

扫一扫,查阅本章数字资源,含 PPT、音视频、图片等

窗体和报表是 Access 的重要对象。通过窗体,用户可以方便地输入数据、编辑数据、显示和查询数据。窗体可以将数据库中的对象组织起来,形成一个功能完整、风格统一的数据库应用系统。通过报表,用户可以查看数据、完成分组统计、以格式化的形式打印输出。

本章将通过 4 个实例介绍窗体和报表的基本操作,包括窗体的概念和作用、窗体的组成和结构、窗体的创建和设置、分组报表的创建和设置。

本章实例练习与答案文件位于"实例与练习 \ 第 4 章 窗体和报表"文件夹中。

实例 1　创建多种形式的医生窗体——窗体类型

【实例说明】

在这个实例中,我们将学习使用"创建"选项卡上的命令创建窗体的方法。

【操作要求】

基于"第 4 章 窗体和报表 \1 实例练习 \ 医院门诊 – 练习.accdb"数据库中的"tbl 医生"表,创建主 / 子窗体、多个项目窗体、数据表窗体和分割窗体,基于上述前 3 个窗体创建导航窗体,如图 4–1–1 所示。

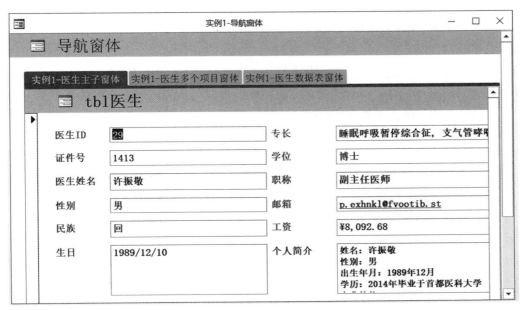

图 4–1–1　导航窗体

【实现过程】

1. 创建"实例 1– 医生主子窗体"

（1）打开"第 4 章 窗体和报表 \1 实例练习 \ 医院门诊 – 练习"数据库文件，在导航窗格的"表"对象下，单击选中"tbl 医生"表。

（2）单击"创建"选项卡 > "窗体"组 > "窗体"命令，Access 将自动创建显示医生和病历信息的主 / 子窗体，并以布局视图显示该窗体，效果如图 4-1-2 所示。

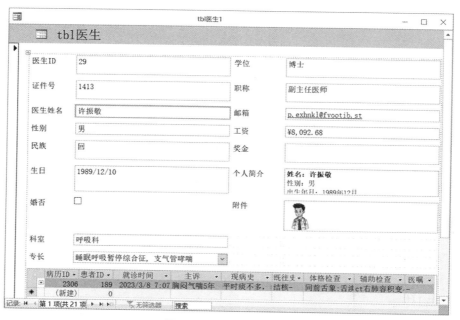

图 4-1-2　医生主子窗体

（3）在此视图中，可设置文字格式、调整控件位置和大小。

（4）单击"开始"选项卡 > "视图"组 > "窗体视图"命令，切换到窗体视图，查看窗体运行的效果。

（5）保存该窗体为"实例 1– 医生主子窗体"。

2. 创建"实例 1– 医生多个项目窗体"

（1）在导航窗格的"表"对象下，单击选中"tbl 医生"表。

（2）单击"创建"选项卡 > "窗体"组 > "其他窗体"命令下的"多个项目"命令，Access 将自动创建窗体，并以布局视图显示该窗体，可以对行高和列宽进行调整。

（3）切换到窗体视图，查看窗体运行的效果，见图 4-1-3。

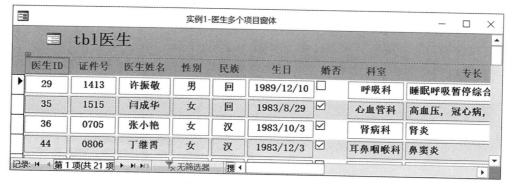

图 4-1-3　医生多个项目窗体

（4）保存该窗体为"实例 1– 医生多个项目窗体"。

3. 创建"实例 1– 医生数据表窗体"

（1）在导航窗格的"表"对象下，单击选中"tbl 医生"表。

（2）单击"创建"选项卡 >"窗体"组 >"其他窗体"命令下的"数据表"命令 ▦，Access 将自动创建窗体，并以数据表视图显示该窗体，如图 4-1-4 所示。

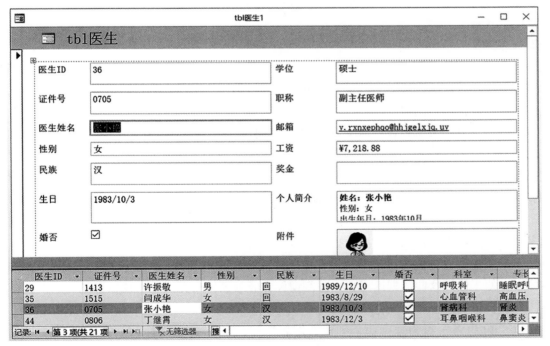

图 4-1-4　医生数据表窗体

（3）保存该窗体为"实例 1– 医生数据表窗体"。

4. 创建"实例 1– 医生分割窗体"

（1）在导航窗格的"表"对象下，单击选中"tbl 医生"表。

（2）单击"创建"选项卡 >"窗体"组 >"其他窗体"命令下的"分割窗体"命令 ▦，Access 将自动创建窗体，并以布局视图显示该窗体。

（3）切换到窗体视图，查看窗体运行的效果，如图 4-1-5 所示。

图 4-1-5　医生分割窗体

（4）保存该窗体为"实例 1– 医生分割窗体"。

5. 创建"实例 1– 导航窗体"

（1）单击"创建"选项卡 > "窗体"组 > "导航"命令，单击"水平标签"命令，Access 将创建一个空白的导航窗体，并以布局视图显示该窗体。

（2）把导航窗格中的"实例 1– 医生主子窗体""实例 1– 医生多个项目窗体""实例 1– 医生数据表窗体"，依次拖拽到"导航窗体"中的"新增"导航按钮位置。

（3）切换到窗体视图，查看窗体运行的效果。

（4）保存该窗体为"实例 1– 导航窗体"。

【知识点】

1. 窗体的视图

打开一个窗体，单击"开始"选项卡 > "视图"组 > "视图"命令底部箭头，可以展开视图选择菜单，可见"窗体视图""布局视图"和"设计视图"命令，如图 4–1–6 所示。

（1）窗体视图：窗体视图是窗体的运行视图，用户通过它来查看和编辑数据，并可在图形界面上完成相关操作。

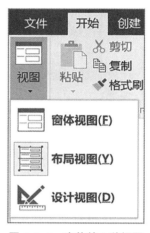

（2）布局视图：布局视图是修改窗体最直观的视图。在布局视图中，可以根据实际数据调整控件的位置和大小、在窗体上放置新控件、设置窗体及控件的属性。

（3）设计视图：设计视图提供了窗体结构的详细视图。在设计视图中，窗体没有运行，因此无法看到实际数据。不过，有些任务必须在设计视图中完成，比如向窗体中添加更多类型的控件，调整窗体的大小，设置窗体是否"允许窗体视图"、是否"允许数据表视图"等属性。

图 4–1–6　窗体的 3 种视图

2. 窗体类型

（1）数据表窗体：数据表窗体从外观上看类似于表对象的数据表视图，可以同时查看多条记录，可以像表那样单击字段名旁的箭头打开"排序和筛选"菜单。通常用它作为其他窗体的子窗体，或分析带条件格式的数据。

（2）分割窗体：分割窗体同时呈现了"窗体视图"和"数据表视图"两种视图，如果在分割窗体的一个部分中定位到某条记录的某个字段，则会在该窗体的另一部分中定位到相同位置。只要数据允许修改，就可以从任一部分添加、编辑或删除数据。分割窗体的常用方法是使用窗体的"数据表视图"区域快速定位记录，然后使用"窗体视图"区域查看或编辑记录。

（3）主 / 子窗体：窗体中嵌入的窗体称为子窗体，被嵌入的窗体称为主窗体。主 / 子窗体可显示多个表或查询中的数据，这些数据往往具有一对多的关系。

（4）导航窗体：导航窗体是一个包含导航按钮的窗体，用户可以把窗体和报表对象添加到导航窗体中，便于使用这些数据库对象。分割窗体在导航窗体中无法显示窗体分割的效果。

【思考与练习】

1. 以"tbl 患者"表为数据源，创建数据表窗体、多个项目窗体、包含就诊记录的主 / 子窗体，并通过导航窗体整合这 3 个窗体。

2. 使用"窗体向导"创建包含病历与处方信息的主 / 子窗体，主窗体中需显示患者姓名、医生姓名和职称、就诊时间等诊疗信息，子窗体中要显示药品名称、剂量等处方信息，如图 4–1–7 所示。

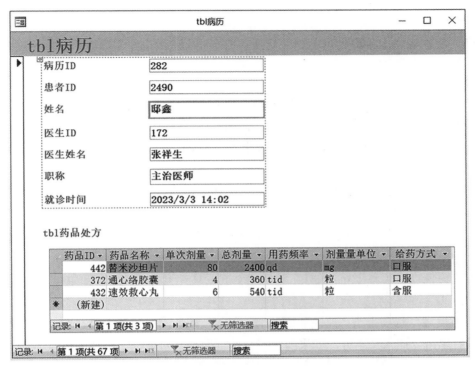

图 4-1-7 病历处方主子窗体

实例 2 创建医生税金窗体——设计视图和布局视图

【实例说明】

这个实例讲授窗体设计视图和布局视图的用法。

【操作要求】

以"第 4 章 窗体和报表\1 实例练习\医院门诊–练习.accdb"数据库中"tbl 医生"表为数据源，创建"医生税金"窗体，"税率"显示为百分比，当用户在"税率"文本框中输入税率后，自动计算医生应缴纳税金，如图 4-2-1 所示。

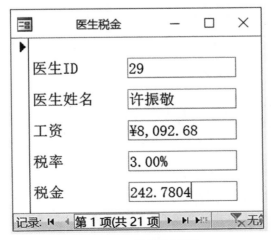

图 4-2-1 医生税金窗体

【解题思路】

1. 在窗体的设计视图中添加计算型文本框。

2. 税金 = 工资 * 税率。

【实现过程】

1. 打开"第 4 章 窗体和报表 \1 实例练习 \ 医院门诊 – 练习 .accdb"数据库，单击"创建"选项卡 >"窗体"组 >"窗体设计"命令，进入窗体的"设计视图"。

2. 单击"窗体设计工具" >"设计"选项卡 >"工具"组 >"添加现有字段"命令，可显示或隐藏"字段列表"窗格 。

3. 在"字段列表"窗格单击"显示所有表"，单击"tbl 医生"表旁边的加号（ + ），显示"tbl 医生"表的所有字段。

4. 把"医生 ID""医生姓名""工资"字段从"字段列表"窗格中拖拽到窗体"主体"节的适当位置。

5. 单击"窗体设计工具" >"设计"选项卡 >"工具"组 >"属性表"命令，显示"属性表"窗格。

6. 单击"设计"选项卡 >"控件"组 >"文本框"命令，将指针定位在窗体中要放置文本框的位置，然后单击以插入文本框。如果弹出"文本框向导"对话框，取消即可。

7. 选中文本框左侧的标签控件，将"属性表"窗格 >"格式"选项卡 >"标题"属性框中的文字改为"税率"。

8. 选中文本框，将"属性表"窗格 >"其他"选项卡 >"名称"属性框中的文字改为"税率"。将"属性表"窗格 >"格式"选项卡 >"格式"属性设置为"百分比"，"小数位数"属性设置为"2"，如图 4-2-2 所示。

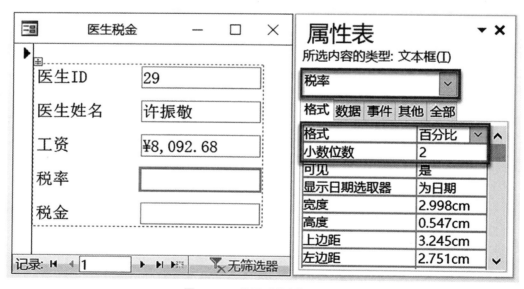

图 4-2-2 设置"税率"文本框

9. 插入另一个文本框，把标签控件中的文字改为"税金"。选中该文本框，在"属性表"窗格 >"数据"选项卡 >"控件来源"属性中，输入表达式："=[工资]*[税率]"，如图 4-2-3 所示。将"属性表"窗格 >"格式"选项卡 >"格式"属性设置为"货币"。

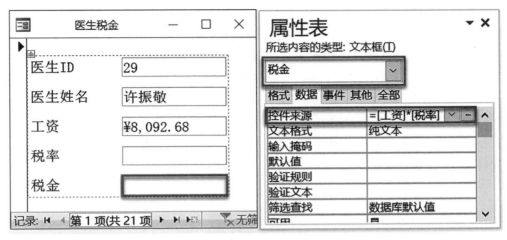

图 4-2-3 设置"税金"文本框

10. 在窗体左上角的空白区域，按下鼠标左键拖拽并框选所有控件，单击"窗体设计工具">"排列"选项卡>"表"组>"堆积"命令，创建纵栏式布局，如图 4-2-4 所示。

11. 在"属性表"窗格的"对象"下拉列表框中选中"窗体"项，在"格式"选项卡中，设置"标题"属性为"医生税金"，如图 4-2-5 所示。

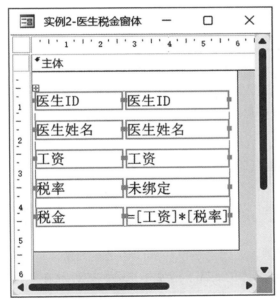

图 4-2-4 窗体的纵栏式布局

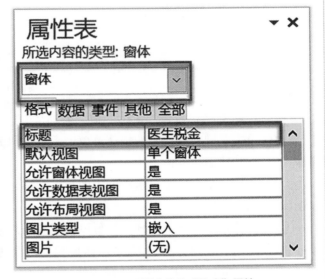

图 4-2-5 设置窗体的"格式"属性

12. 进入布局视图调整控件大小，保存该窗体为"实例 2- 医生税金窗体"。

【知识点】

1. 控件类型

依据"控件来源"属性，控件可分为绑定型控件、未绑定型控件和计算型控件。

（1）绑定型控件：也称结合型控件，当控件的"控件来源"属性设置为窗体记录源中的字段名称时，该控件称为绑定型控件。使用绑定型控件可以显示和编辑表中字段的值，数据更改后会自动在字段和控件之间双向同步。切换窗体的记录时，绑定型控件的内容会随着字段内容的变化而变化。

（2）未绑定型控件：也称非结合型控件，"控件来源"属性未设置的控件和不具有"控件来源"属性的控件称为未绑定型控件。切换窗体的记录时，未绑定型控件中的数据不会发生变化。

（3）计算型控件："控件来源"属性设置为以"="开头的表达式的控件称为计算型控件。表达式可以包含运算符、控件名称、字段名称、函数等内容。窗体运行时，计算型控件的值是只读的。

2. 窗体结构与组成

在设计视图中，完整的窗体由 5 个节组成，分别是："窗体页眉""页面页眉""主体""页面页脚""窗体页脚"，如图 4-2-6 所示。

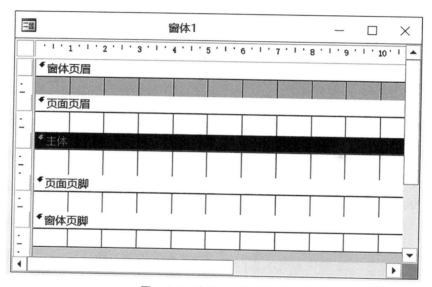

图 4-2-6　窗体的结构与组成

所有窗体都必须包含"主体"节，添加或删除其他节的方法为：在窗体设计视图的"主体"节空白区单击右键，在弹出的快捷菜单中，单击"页面页眉 / 页脚"或"窗体页眉 / 页脚"命令。窗体 5 个节的功能如下：

（1）主体：主要用于显示记录中的数据。"多个项目"窗体是连续窗体，"主体"连续出现以显示记录源中的记录。

（2）窗体页眉 / 窗体页脚：在窗体视图和布局视图下，无论是单一窗体还是连续窗体，"窗体页眉"均出现在窗体的顶部，"窗体页脚"均出现在窗体的底部。通常是把公共控件放在"窗体页眉"或"窗体页脚"中，如窗体的标题、使用说明、公用按钮等。"多个项目"窗体的表头就位于"窗体页眉"中。

（3）页面页眉 / 页面页脚：只在打印预览或打印输出时可见，通常情况下不需将窗体打印输出，可不设置这两节。

3. 窗体选定器和节选定器

窗体选定器：位于窗体设计视图左上角、水平和垂直标尺相交的方框处。节选定器：位于窗体设计视图各节上部，包括显示节名称的横条和垂直标尺内的方块，如图 4-2-7 所示。单击选定器可选择相应的对象。

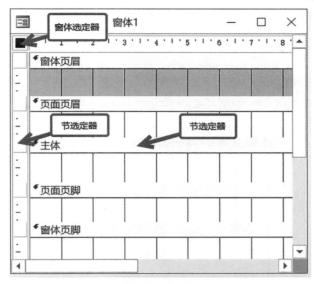

图 4-2-7　窗体选定器和节选定器

4.“字段列表”窗格

在创建窗体过程中，当需要添加某一字段时，选中“设计”选项卡 >“工具”组 >“添加现有字段”命令，即可显示“字段列表”窗格，从中将所需字段拖到窗体内，窗体便自动创建一个与该字段关联的绑定型控件。

5. 窗体属性

窗体及控件都具有各自的属性，这些属性决定了窗体及控件的外观、它所包含的数据，以及对事件的响应。使用"属性表"窗格可以查看并更改属性，窗体的"属性表"窗格如图 4-2-8 所示。

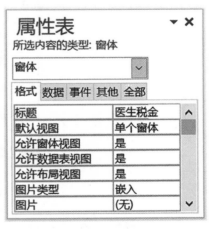

图 4-2-8　窗体的"属性表"窗格

（1）"属性表"窗格上部的"对象"下拉列表框中，显示了当前窗体的所有对象，可以从中选择要设置属性的对象，也可以直接在窗体上选中对象。

（2）"属性表"窗格包含 5 个选项卡：格式、数据、事件、其他、全部。每个选项卡左侧显示属性名称，右侧是属性值。其中，"格式"选项卡包含了当前对象的外观属性；"数据"选项卡包含了与数据源、数据操作相关的属性；"事件"选项卡包含了能够响应的事件；"其他"选项卡包含了名称、标签等其他属性；"全部"选项卡包含了全部的属性。

（3）窗体的常用属性："默认视图"属性包括"单个窗体""连续窗体""数据表"和"分割窗体"。

（4）窗体的记录源可以是表、查询或 SQL 语句。设置窗体的"记录源"属性时可以从下拉列表中选择已有的表或查询，也可以通过点击"生成器"按钮，通过"查询生成器"生成 SQL语句作为窗体的记录源。

6. 布局方式

在"排列"选项卡 >"表"组中，提供了两种布局方式："堆积"和"表格"。"堆积"布局可以创建一个纵栏式的布局，字段垂直排列，标签位于每个字段的左侧。"表格"布局可以创建"多个项目"窗体。

【思考与练习】

1. 以"tbl 医生"表为数据源，使用"设计视图"创建"医生收入"窗体，"奖金"由用户在窗体中输入，收入 = 工资 + 奖金，如图 4-2-9 所示。

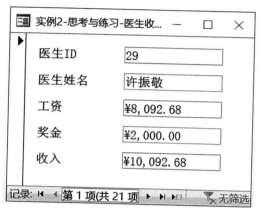

图 4-2-9　"医生收入"窗体

2. 以"tbl 医生"表为数据源，创建"是否专家"窗体，当医生职称是主任医师或副主任医师时，"是否专家"复选框被自动选中，其他职称时此项不被选中，如图 4-2-10 所示。

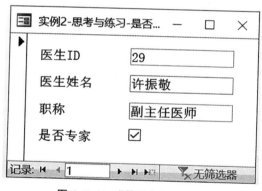

图 4-2-10　"是否专家"窗体

实例 3　创建显示医生照片的窗体——窗体控件

【实例说明】

在这个实例中，我们将学习窗体常用控件的用法。

【操作要求】

在"第 4 章 Access 窗体和报表 \1 实例练习 \ 医院门诊 – 练习.accdb"数据库中创建一个如图 4-3-1 所示的"实例 3– 医生信息选项卡窗体"，具体要求如下。

（1）在窗体中显示医生基本信息和个人简介。

（2）徽标所用图片是"第 4 章 窗体和报表 \1 实例练习 \doctor.png"。

（3）"职称"字段使用组合框控件进行选择录入。

（4）在窗体中添加按钮分别实现记录切换、添加记录、删除记录、关闭窗体的功能。

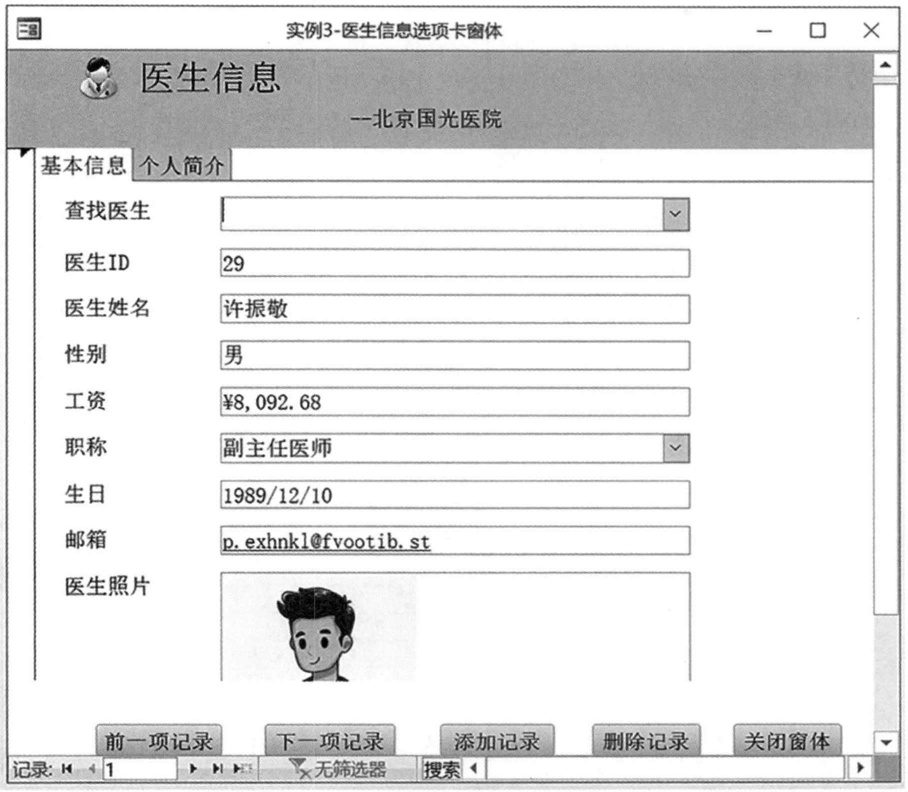

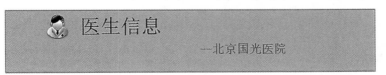

图 4-3-1 医生信息选项卡窗体

【实现过程】

1. 打开"第 4 章 窗体和报表 \1 实例练习 \ 医院门诊 – 练习.accdb"数据库，单击"创建"选项卡 >"窗体"组 >"窗体设计"命令，进入窗体的设计视图。

2. 添加徽标与标题。

（1）单击"设计"选项卡 >"页眉 / 页脚"组 >"徽标"命令，在"插入图片"对话框中选择图片文件"第 4 章 窗体和报表 \1 实例练习 \doctor.png"，单击"确定"按钮，徽标会自动插入到窗体页眉节中。

（2）单击"设计"选项卡 >"页眉 / 页脚"组 >"标题"命令，窗体页眉节中会添加一个标签控件，输入标题文字"医生信息"。

（3）单击"设计"选项卡 >"控件"组 >"标签"命令，在窗体页眉节"标题"标签的下方，按下鼠标左键，拖拽鼠标绘制一个方框，释放鼠标后即可创建一个标签控件，输入"–– 北京国光医院"文本。

（4）调整徽标、标题和标签控件的大小与格式，创建好的窗体页眉节如图 4-3-2 所示。

图 4-3-2 窗体页眉节

3. 添加选项卡控件。

（1）单击"设计"选项卡 > "控件"组 > "选项卡"命令，在主体节中添加"选项卡控件"，单击该控件第 1 页的标签，在"属性表"窗格"格式"选项卡"标题"属性中输入"基本信息"，如图 4-3-3 所示；单击第 2 页的标签，在"标题"属性中输入"个人简介"。

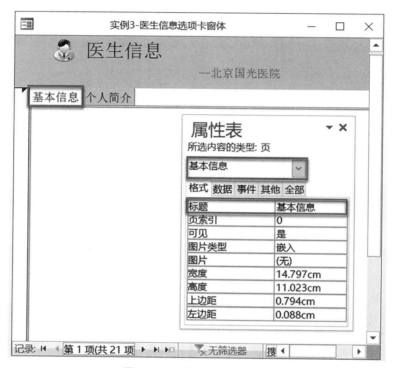

图 4-3-3　选项卡页标题设置

（2）在"属性表"窗格中设置窗体"记录源"属性为"tbl 医生"表。

（3）在"字段列表"窗格中，将"tbl 医生"表中的"医生 ID""医生姓名""性别""工资""生日""邮箱""附件"字段拖拽到选项卡第 1 页内。

（4）选中选项卡第 1 页内所有控件，单击"排列"选项卡 > "表"组 > "堆积"命令，使控件等宽显示。

（5）将"字段列表"窗格中"tbl 医生"表中的"个人简介"字段拖拽到选项卡第 2 页内，删除"个人简介"标签，调整"个人简介"文本框大小。

4. 添加"职称"组合框控件。

（1）在"设计"选项卡 > "控件"组中，确保选中了"使用控件向导"命令，如图 4-3-4 所示。

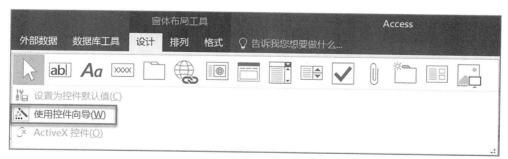

图 4-3-4　使用控件向导设置

（2）单击"设计"选项卡 >"控件"组 >"组合框"命令，在放置该控件的位置处单击，出现"组合框向导"，选中"自行键入所需的值"选项，如图 4-3-5 所示。

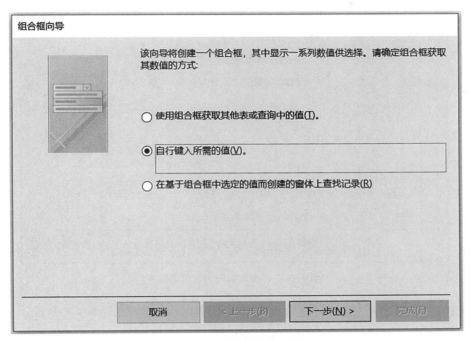

图 4-3-5　"组合框向导"对话框 1

（3）单击"下一步"按钮，在"第 1 列"中分别输入"主治医师""副主任医师""主任医师"，如图 4-3-6 所示。

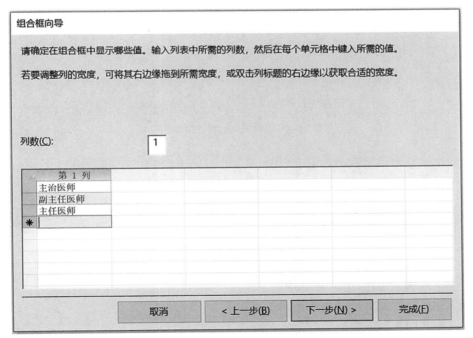

图 4-3-6　"组合框向导"对话框 2

（4）单击"下一步"按钮，选中"将该数据保存在这个字段中"选项，在其右侧的下拉列表中选择"职称"字段，如图 4-3-7 所示。

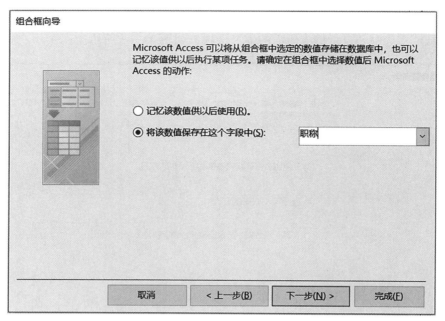

图 4-3-7 "组合框向导"对话框 3

（5）单击"下一步"按钮，将组合框的标签更改为"职称"，如图 4-3-8 所示。

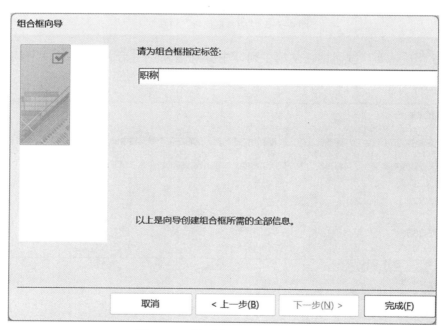

图 4-3-8 "组合框向导"对话框 4

（6）单击"完成"按钮，关闭对话框。

（7）将"职称"组合框拖拽至"工资"字段的下一行。

5. 添加"查找医生"组合框。

（1）确保"属性表"窗格中窗体"记录源"属性为"tbl 医生"表。

（2）单击"设计"选项卡 > "控件"组 > "组合框"命令，在放置该控件的位置处单击，出现"组合框向导"，选中第 3 个选项，如图 4-3-9 所示。如果在向导对话框中看不到第 3 个选项，请检查窗体"记录源"属性是否设置为"tbl 医生"表。如果窗体记录源属性是 SQL 语句，则无法使用此向导。

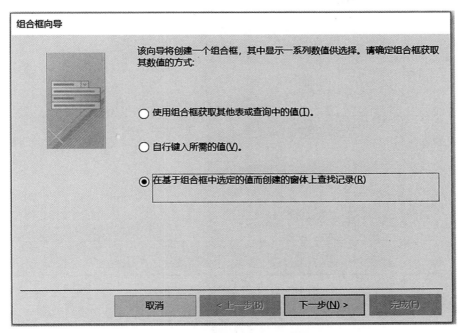

图 4-3-9　"组合框向导"对话框 5

（3）单击"下一步"按钮，选择"医生姓名""性别"和"职称"字段，如图 4-3-10 所示。

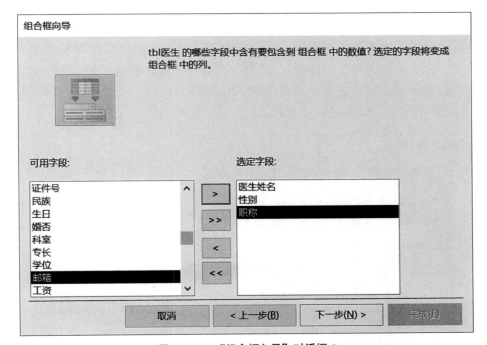

图 4-3-10　"组合框向导"对话框 6

（4）单击"下一步"按钮，使用默认设置，如图 4-3-11 所示。

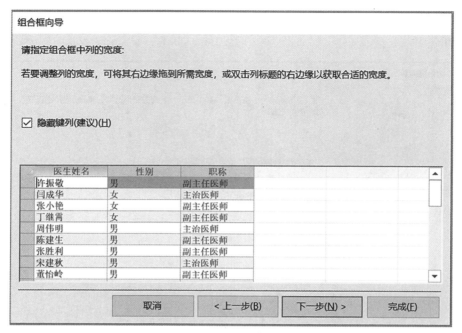

图 4-3-11　"组合框向导"对话框 7

（5）单击"下一步"按钮，将组合框的标签更改为"查找医生"。

（6）单击"完成"按钮，关闭对话框。

（7）将"查找医生"组合框拖拽至"医生 ID"字段的上一行。

6. 添加命令按钮控件。

（1）在"设计"选项卡 > "控件"组中，确保已选中"使用控件向导"命令。

（2）单击"设计"选项卡 > "控件"组 > "按钮"命令，在窗体页脚节中要放置按钮的位置单击，将出现"命令按钮向导"对话框。"类别"列表包含多种操作类别，每个类别的"操作"列表中，包含多种不同的操作。在"类别"列表中选择"记录导航"，在"操作"列表中选择"转至前一项记录"选项，如图 4-3-12 所示。

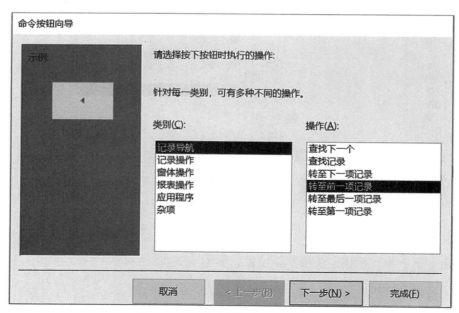

图 4-3-12　"命令按钮向导"对话框 1

（3）单击"下一步"按钮，选中"文本"选项，使用默认的"前一项记录"文字，如图 4-3-13 所示。

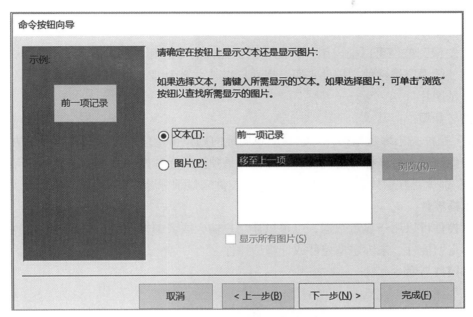

图 4-3-13　"命令按钮向导"对话框 2

（4）单击"下一步"按钮，为按钮命名为"btn 前一项"，如图 4-3-14 所示。

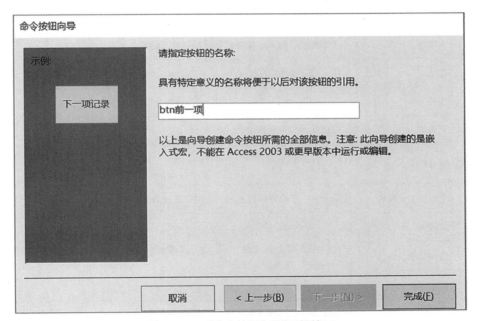

图 4-3-14　"命令按钮向导"对话框 3

（5）单击"完成"按钮，"前一项记录"按钮创建完成。

（6）使用类似的方法，在"命令按钮向导"对话框中，依次选中"记录导航"类别的"转至下一项记录"操作、"记录操作"类别的"添加新纪录"操作和"删除记录"操作、"窗体操作"类别的"关闭窗体"操作，以添加"后一项记录""添加新记录""删除记录""关闭窗体"按钮。

7. 选中所有按钮控件，使用"排列"选项卡＞"调整大小和排序"组＞"大小 / 空格"和"对齐"命令，调整这些控件的大小、间距和对齐方式。

8. 保存该窗体为"实例 3– 医生信息选项卡窗体"。

【知识点】

1. 图像与徽标

利用"图像"控件可以插入图片，使用图像控件的方法和本例中插入"徽标"的方法类似。也可以通过"图像"控件的"控件来源"属性，将其设置为绑定型控件或计算型控件，实现依据图片路径显示图片。

2. 标签与标题

"标签"控件是未绑定型控件，它只能单向地向用户传达信息。标签有两种用法：一种是附加到其他类型控件上对该控件进行说明；另一种是独立的标签控件，用于显示文字信息。

"标题"命令是在窗体页眉中添加一个标签控件来显示标题文字。

3. 文本框控件

文本框控件可以用于显示数据，也可以让用户输入或者编辑数据，它是最常用的控件。文本框可以是绑定型控件、未绑定型控件或计算型控件。

4. 常用控件与命令

见表 4–3–1。

表 4–3–1　常用控件与命令

命令	名称	功能
	选择	用于选取控件、节或窗体，单击该命令可取消"控件"组中之前被选中的控件
	文本框	用于显示、输入或编辑数据或显示计算结果
	标签	用于显示说明文字
	按钮	用于调用宏或 VBA 代码以完成各种复杂操作，通过向导可以创建相关功能按钮
	列表框	可以从列表中选择输入
	组合框	该控件组合了列表框或文本框的功能，可以在文本框中键入文字或在列表框中选择输入项
	子窗体 / 子报表	用于在一个窗体中显示另一个窗体或报表的内容
	复选框	
	选项按钮	可以作为绑定到"是 / 否"型字段的控件，也可以作为未绑定型控件，或者作为"选项组"控件的一部分
	切换按钮	
	选项组	与复选框、选项按钮或切换按钮搭配使用，可以实现一组可选值的单选功能，该控件的返回值为整数
	选项卡	用于创建一个多页的选项卡容器，可以往每页中添加其他控件
	图像	用于显示图片文件
	超链接	创建指向文件、网页、数据库中的对象、电子邮件地址的链接

续表

命令	名称	功能
🔗	附件	用于与"附件"型字段绑定,如果字段中的第 1 个文件是图片,将显示图片内容,否则将显示该文件的图标
📷	使用控件向导	用于打开或关闭控件"向导"。控件向导可以在创建文本框、列表框、组合框、选项组、命令按钮、图表、子窗体 / 子报表等控件时启用向导功能
📅	日期和时间	位于"页眉 / 页脚"组中,该命令可将分别包含 Date( ) 和 Time( ) 函数的 2 个文本框插入到窗体页眉或报表页眉中

【思考与练习】

以"tbl 患者"表为数据源,在设计视图下创建"患者基本信息"窗体,徽标所用图片是"第 4 章 窗体和报表 \1 实例练习 \patient.png",可按患者姓名查找记录,如图 4-3-15 所示。

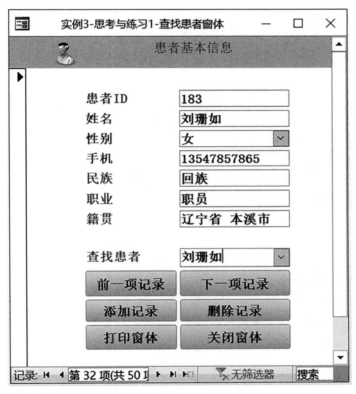

图 4-3-15　查找患者窗体

实例 4　计算不同职称医生的平均工资——分组报表

【实例说明】

本实例讲授基于报表向导创建分组报表的方法。

【操作要求】

在"第 4 章 窗体和报表 \1 实例练习 \ 医院门诊 – 练习.accdb"数据库中,基于"tbl 医生"表,通过报表向导创建按"职称"分组的报表,添加"序号"列,计算各职称的平均工资,结果如图 4-4-1 所示。

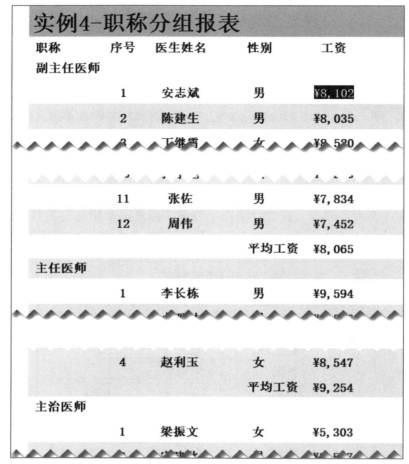

图 4-4-1　医生职称分组报表

【实现过程】

1. 使用报表向导创建报表

（1）打开"第 4 章 窗体和报表\1 实例练习\医院门诊－练习.accdb"数据库，选择"tbl 医生"表，单击"创建"选项卡 >"报表"组 >"报表向导"命令，如图 4-4-2 所示。

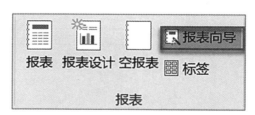

图 4-4-2　报表向导

（2）在"报表向导"对话框中，将"可用字段"列表框中的"医生姓名""性别""职称""工资"字段添加到"选定字段"列表框中，如图 4-4-3 所示。

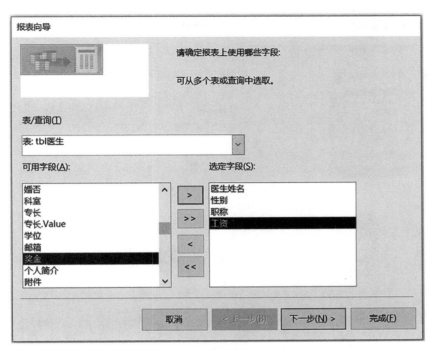

图 4-4-3　为报表选定字段

（3）单击"下一步"按钮，选择"职称"作为分组字段，如图 4-4-4 所示。

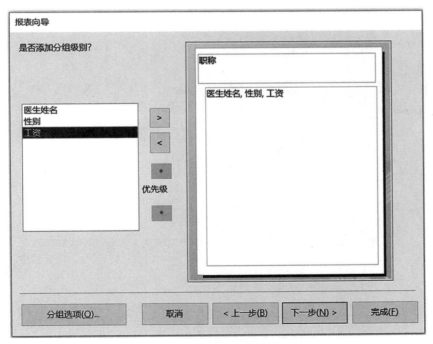

图 4-4-4　添加分组级别

（4）单击"下一步"按钮，选择"医生姓名"字段，进行升序排列，如图 4-4-5 所示。

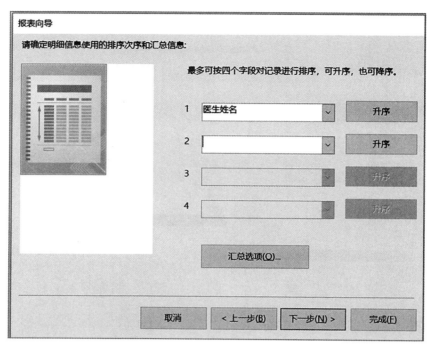

图 4-4-5　设置排序字段

（5）单击"下一步"按钮，布局设为"递阶"、方向设为"纵向"，如图 4-4-6 所示。

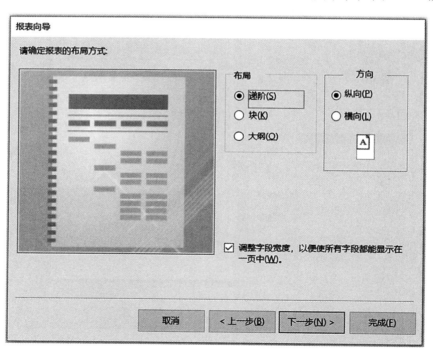

图 4-4-6　设置报表布局

（6）单击"下一步"按钮，为报表指定标题为"职称分组报表"，选择"预览报表"选项，如图 4-4-7 所示。

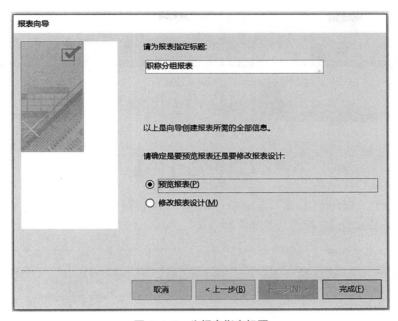

图 4-4-7　为报表指定标题

（7）单击"完成"按钮，进入"打印预览"视图，如图 4-4-8 所示。

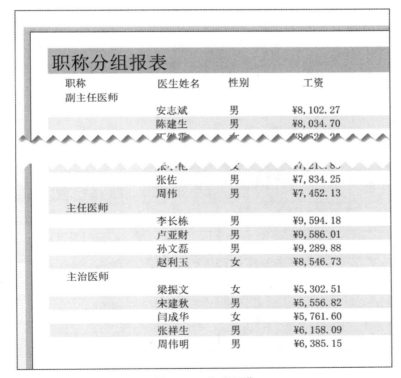

图 4-4-8　打印预览

2. 使用"设计视图"完善报表

（1）切换至"设计视图"，单击"报表设计工具">"设计"选项卡>"分组和汇总"组>"分组和排序"命令，如图 4-4-9 所示，在窗口底部打开"分组、排序和汇总"窗格。

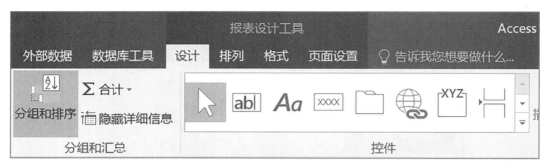

图 4-4-9 "分组和汇总"组

（2）点击"分组、排序和汇总"窗格中"职称"分组首行的"更多"，将"无页脚节"改为"有页脚节"，如图 4-4-10 所示。

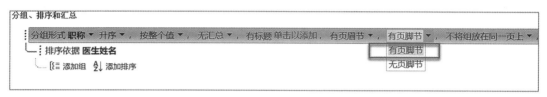

图 4-4-10 "分组、排序和汇总"窗格

（3）计算不同职称医生的平均工资：在"职称"组页脚节中，添加一个"文本框"控件，将其附带的标签控件文本改为"平均工资"。

设置该文本框属性："属性表"窗格 >"全部"选项卡，"控件来源"属性设置为"=Avg([工资])"；"格式"属性设置为"货币"，"小数位数"属性设置为"0"，"边框样式"属性设置为"透明"，如图 4-4-11 所示。

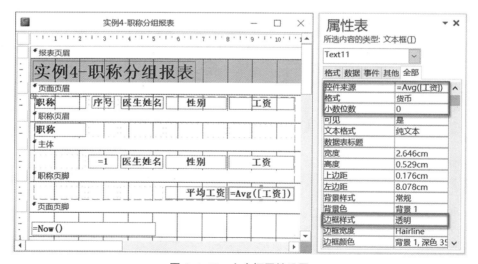

图 4-4-11 文本框属性设置

（4）对每类职称中的医生从 1 开始编号：在主体节"姓名"文本框左侧添加一个"文本框"控件，将该文本框附带的标签剪切并粘贴到页面页眉节，标签文字改为"序号"；打开该文本框的"属性表"窗格，将"数据"选项卡中的"控件来源"属性设置为"=1"，"运行总和"属性设置为"工作组之上"，如图 4-4-12 所示。

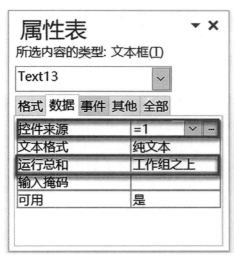

图 4-4-12　文本框运行总和

（5）选中页面页眉、职称页眉、主体、职称页脚节中的控件，使用"排列"选项卡 > "表"组 > "表格"命令，设置并调整报表布局。点击"保存"按钮，切换到报表视图，查看结果。

【知识点】

1. Access 为报表提供了四种视图，分别是："报表视图""打印预览""布局视图"和"设计视图"。其中，"报表视图"以连续不分页的方式显示数据；"打印预览视图"以分页形式显示真实的分页打印效果；"布局视图"允许在浏览数据时更改设计，如改变控件的位置和大小、删除不需要的控件、设置控件的属性、添加控件（但控件种类少于设计视图）；设计视图用来设计和修改报表的结构，添加、删除各种控件，设置控件的各种属性。

2. 报表的结构和组成。

报表由报表页眉、页面页眉、组页眉、主体、组页脚、页面页脚和报表页脚七个部分组成。每个部分的作用见表 4-4-1。

表 4-4-1　报表的结构和组成

节名称	作用
报表页眉	此节的内容只在报表开头显示一次。报表页眉通常用于显示出现在封面上的信息，如徽标、标题，报表页眉显示在第一页页面页眉之前
页面页眉	此节显示在报表每页的顶部，通常使用页面页眉在每页顶部显示表头信息
组页眉	此节显示在每个记录组的上部。使用组页眉可显示分组字段。例如，在按职称分组的报表中，使用组页眉可以显示职称信息
主体	此节是报表必不可少的组成部分，对于记录源中的每一条记录，都会显示一次此节内容
组页脚	此节显示在每个记录组的下部。通常使用组页脚显示每组记录的汇总信息。多级分组报表具有多个组页眉和组页脚
页面页脚	此节显示在每页报表底部。页面页脚常用于显示页码和日期等信息
报表页脚	此节只在报表结尾显示一次，使用报表页脚可显示整个报表的汇总信息。报表页脚显示在最后一页的主体之后、页面页脚上部

3. "运行总和"属性。

"运行总和"属性仅适用于报表中的文本框，可在报表中对记录或记录组进行逐个求和。

"运行总和"属性有 3 种取值：

（1）不：是属性的默认值，文本框将显示"控件来源"属性中设置的值。

（2）工作组之上：将对同一个分组中该文本框内的值逐个累加，当遇到下一个分组时重新开始。

（3）全部之上：将对该文本框的值逐个累加，求和计算进行到报表结束为止。

例如，要对分组报表主体节中的记录进行编号，可以将文本框的"控件来源"属性设为"=1"，将运行"总和属性"设为"工作组之上"，完成每组从 1 开始的编号；或将"运行总和"属性设为"全部之上"，可对报表中所有记录从 1 开始依次编号。

【思考与练习】

基于"tbl 医生"表创建报表，显示医生姓名、性别、学位、科室信息，按"学位"分组，每组从 1 开始编号，在"学位"组页脚中，统计不同学位医生的人数，如图 4-4-13 所示。

学位	序号	医生姓名	性别	科室
博士				
	1	杜安颖	女	皮肤科
	2	李长栋	男	皮肤科
	3	卢亚财	男	内分泌
	4	许振敬	男	呼吸科
	5	张胜利	男	消化科
	6	周伟明	男	心血管科
			人数	6
硕士				
	1	陈建生	男	消化科
	2	丁继霄	女	耳鼻咽喉科
	3	董怡岭	男	心血管科
	4	梁振文	女	风湿病科

图 4-4-13　分组报表

数据处理篇

第 5 章

Power Query 数据清洗与处理

扫一扫，查阅本章数字资源，含 PPT、音视频、图片等

Power Query 是数据转换和数据处理工具，具有强大的数据清洗功能，是 Excel 和 Power BI 的组件。

本章通过 8 个实例介绍 Power Query 的基本操作，包括获取数据、创建查询、设置数据类型、拆分数据、透视与逆透视、分组计算、合并查询、多工作薄合并等。

本章实例练习与答案文件位于“实例与练习 \ 第 5 章 Power Query 数据清洗与处理”文件夹中。

实例 1　从 Excel 到 Power Query——数据类型和数据清洗

【实例说明】

本实例介绍 Power Query 中的数据类型和拆分列的方法。

【操作要求】

“第 5 章 Power Query 数据清洗与处理 \ 1 实例练习 \ 实例 1 从 Excel 到 Power Query- 练习.xlsx”工作薄的“练习数据”工作表中，包含了科室的人员信息，其中证件号、姓名和参加工作年份数据保存在同一列中，如图 5-1-1 所示。

	A	B	
1	科室	人数	证件号，姓名，参加工作年份
2	耳鼻咽喉科	1	0806, 丁继霄,2008年
3	呼吸科	1	1413, 许振敬 ,2014年
4	内分泌	1	1108,卢亚财 ,2011年
5	心身医学科	1	9921,孙文磊,1999年
6	风湿病科	1	9519,梁振文,1995年
7	骨科	1	9820,王晋文,1998年
8	肾病科	2	1109,张佐,2011年;0705,张小艳,2007年
9	皮肤科	3	0101, 李长栋,2001年;9418, 孙维佳,1994年
10	心血管科	5	0603,周伟,2006年;9217, 张祥生,1992年;14
11	消化科	5	1110,安志斌,2011年;8916,赵利玉,1989年;(

图 5-1-1　科室人员信息

请将其转换成“医生信息”规范表，每行只包含一名医生的信息，结果如图 5-1-2 所示。

	A	B	C	D
1	科室	证件号	姓名	参加工作年份
2	耳鼻咽喉科	0806	丁继霄	2008
3	呼吸科	1413	许振敬	2014
4	内分泌	1108	卢亚财	2011
5	心身医学科	9921	孙文磊	1999
6	风湿病科	9519	梁振文	1995
7	骨科	9820	王晋文	1998
8	肾病科	1109	张佐	2011
9	肾病科	0705	张小艳	2007

图 5-1-2 "医生信息"规范表

【实现过程】

1. 创建 Power Query 查询

（1）打开练习文件，选中"练习数据"工作表数据区域中的某个单元格，单击"数据"选项卡 > "获取和转换"组 > "从表格"命令，如图 5-1-3 所示。

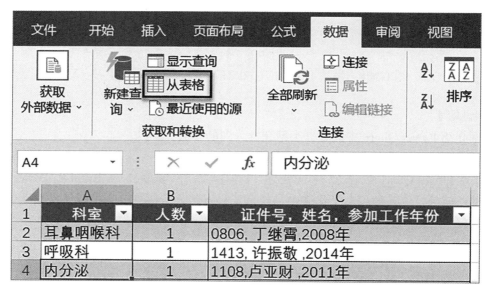

图 5-1-3 获取和转换数据

（2）弹出"创建表"对话框，如图 5-1-4 所示，单击"确定"按钮，进入 Power Query 编辑器窗口。

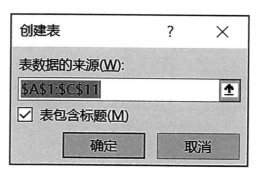

图 5-1-4 "创建表"对话框

2. 删除"人数"列

进入 Power Query 编辑器窗口后，单击列标题"人数"选中该列；再单击"主页"选项卡 >"管理列"组 >"删除列"命令，如图 5-1-5 所示。

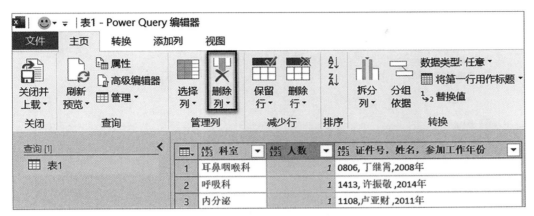

图 5-1-5　删除列

3. 拆分"证件号，姓名，参加工作年份"列

（1）将同一科室的多名医生拆分到行：单击"证件号，姓名，参加工作年份"列标题选中该列；单击"主页"选项卡 >"转换"组 >"拆分列"》"按分隔符"命令，在弹出的"按分隔符拆分列"对话框中，将"选择或输入分隔符"设置为"分号"，"高级选项"中的"拆分为"设置为"行"，如图 5-1-6 所示。单击"确定"按钮关闭对话框。

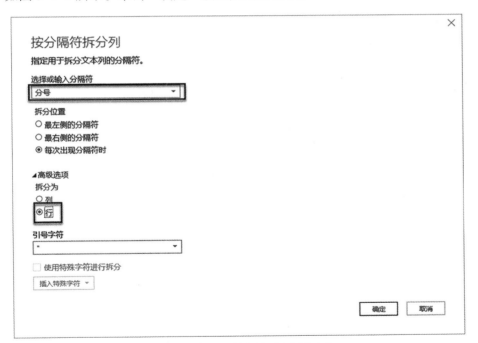

图 5-1-6　按分隔符拆分列：拆分为行

（2）拆分到列：选中"证件号，姓名，参加工作时间"列，单击"主页"选项卡 >"转换"组 >"拆分列"》"按分隔符"命令，将"选择或输入分隔符"设置为"逗号"，高级选项中的"拆分为"设置为"列"，"要拆分为的列数"显示为"3"，如图 5-1-7 所示。单击"确定"按钮关闭对话框。

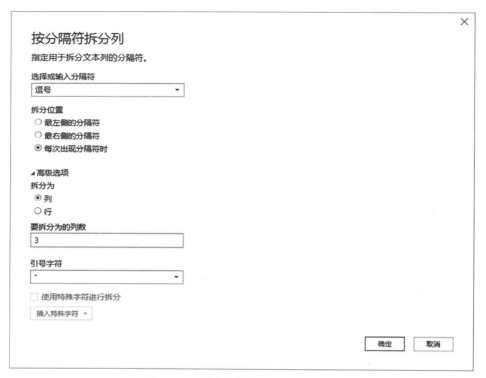

图 5-1-7　按分隔符拆分列：拆分为列

（3）删除多余的步骤：在窗口右侧的"查询设置"窗格中，单击"更改的类型 2"左侧的删除图标，如图 5-1-8 所示，删除该步骤，以取消系统自动设置数据类型的操作。

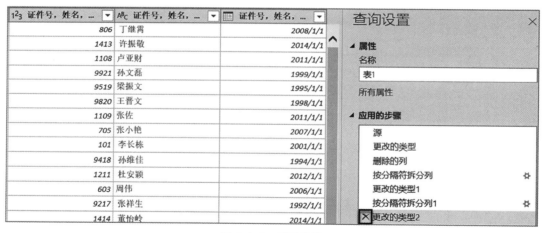

图 5-1-8　删除步骤

4. 修改列标题

右键单击第 2 列的标题，选择"重命名"，改为"证件号"；右键单击第 3 列的标题，选择"重命名"，改为"姓名"；右键单击第 4 列的标题，选择"重命名"，改为"参加工作年份"。

5. 替换值

选中"参加工作年份"列，单击"主页"选项卡 >"转换"组 >"替换值"命令，在"要查找的值"输入框中输入"年"，"替换为"输入框保持空白，如图 5-1-9 所示，以删除"参加工作年份"列中的"年"。单击"确定"按钮关闭对话框。

替换值

在所选列中，将其中的某值用另一个值替换。

要查找的值

| 年 |

替换为

| |

▷ 高级选项

| 确定 | 取消 |

图 5-1-9　替换值

6. 更改数据类型

单击"参加工作年份"列标题选中该列，单击"主页"选项卡 > "转换"组 > "数据类型"命令，选择"整数"。

7. 结束操作

单击"主页"选项卡 > "关闭"组 > "关闭并上载"命令，完成操作。

【知识点】

1. 拆分列分为"按分隔符""按字符数"和"按位置"三种。"按分隔符"基于指定的分隔符，拆分所选列中的值。"按字符数"将所选列的值拆分成指定长度的片段。在"高级选项"中的"拆分为"有两个选项："列"选项表示将拆分的结果向列的方向扩展，"行"选项表示将拆分的结果向行的方向扩展。

2. Power Query 中的数据类型如表 5-1-1 所示。

表 5-1-1　Power Query 数据类型

类别	类型	图标	说明
数字	小数	1.2	可以处理带小数部分的数字，也可以处理整数，最大精度为 15 位，如 34、34.01
	货币	$	最大精度为 19 位，以 4 位小数存储，如 6556.7921
	整数	$1^2{}_3$	8 字节存储的整数，介于 $-9.2 \times 10^{18} \sim 9.2 \times 10^{18}$，如 123
	百分比	%	使用百分比的形式表示数字，如 5.32%
日期时间	日期 / 时间	🗓	表示介于 1900 年和 9999 年的日期和时间，如 2023/5/25 20:35:27
	日期	▦	仅表示日期，无时间部分，如 2023/5/25
	时间	◷	仅表示时间，无日期部分，如 20:35:27
	日期 / 时间 / 时区	🌐	表示具有时区的日期 / 时间，"2023/5/25 20:35:27 +08:00"中的"+08:00"表示为北京时间
	持续时间	⏱	使用天、小时、分钟和秒的数值表示持续时间的长度，如 3.20:39:43.91 表示为 3 天 20 小时 39 分钟 43.91 秒
文本	文本	A^{B}C	用于存储字符串，如 " 张三 " "abc123"

类别	类型	图标	说明
逻辑值	True/False	✕✓	用于存储 True 或 False 的逻辑值
二进制	二进制	▤	用于存储文件等二进制数据
任意	任意	ABC 123	表示没有指定数据类型的列的状态

3."查询设置"窗格显示方法。

单击"视图"选项卡 >"布局"组 >"查询设置"命令，可显示或隐藏"查询设置"窗格。

【思考与练习】

"实例 1 思考与练习 – 将合并的处方转换为规范表 – 练习 .xlsx"工作薄的"练习数据"工作表中，"处方组成"列中包含了处方所有中药的组成信息，如图 5–1–10 所示。

	A	B
1	方名	处方组成
2	乌梅丸	黄柏:6,当归:4,桂枝:6,干姜:10,细辛:6,乌梅:300,黄连:16,蜀椒:4
3	五苓散	茯苓:18,桂枝:0.5,白术:18,泽泻:30,猪苓:18
4	十枣汤	大戟:,芫花:,甘遂:
5	半夏散及汤	半夏:10,甘草:10,桂枝:10
6	半夏泻心汤	人参:3,黄芩:3,干姜:3,黄连:1,半夏:0.5,大枣:12,甘草:3
7	厚朴生姜半夏甘草人参汤	甘草:2,半夏:0.5,人参:1,厚朴:0.5,生姜:0.5
8	吴茱萸汤	人参:3,大枣:12,生姜:6,吴茱萸:1
9	四逆加人参汤	甘草:2,附子:1,人参:1,干姜:1.5

图 5–1–10　处方信息

请将其转换成"处方规范表"，结果如图 5–1–11 所示。

	A	B	C
1	方名	中药名	剂量
2	白虎加人参汤	粳米	6
3	白虎加人参汤	知母	6
4	白虎加人参汤	人参	3
5	白虎加人参汤	石膏	1
6	白虎加人参汤	甘草	2
7	白虎汤	粳米	6
8	白虎汤	知母	6
9	白虎汤	石膏	1
10	白虎汤	甘草	2

图 5–1–11　处方规范表

实例 2　计算药物频次和剂量——分组依据

【实例说明】

本实例介绍数据筛选、排序、索引列和分组计算的方法。

【操作要求】

"第 5 章 Power Query 数据清洗与处理 \ 1 实例练习 \ 实例 2 使用最频繁的前 10 种西药 – 练习.xlsx"中的"练习数据"工作表中记录了患者的处方信息，包含姓名、就诊时间、药品名称、药品类别、药物剂型、单次剂量和剂量单位，每种药品只有一种剂量单位，如图 5-2-1 所示。

姓名	就诊时间	药品名称	药品类别	药物剂型	单次剂量	剂量单位
王硕	2023/3/4 6:39	阿奇霉素片	西药	片剂	0.5	g
池希	2023/3/2 6:41	叶酸片	西药	片剂	5	mg
刘秋	2023/3/1 8:58	艾拉莫德片	西药	片剂	25	mg
刘秋	2023/3/1 8:58	枸橼酸托法替	西药	薄膜衣片	5	mg
刘秋	2023/3/1 8:58	清热养阴除湿	中成药	水丸	1	袋
林毛英	2023/3/6 10:20	健胃消食口服	中成药	口服溶液	1	支
赵芳斐	2023/3/7 8:20	苯甲酸阿格列	西药	薄膜衣片	25	mg
赵芳斐	2023/3/7 8:20	恩格列净片	西药	薄膜衣片	10	mg

图 5-2-1　患者处方信息

请筛选出使用最频繁的前 10 种西药，计算这些药品的使用次数，单次剂量的平均值、最小值和最大值，结果如图 5-2-2 所示。

序号	药品名称	数量	平均剂量	最小剂量	最大剂量	剂量单位
1	雷贝拉唑钠肠溶胶囊	27	20	20	20	mg
2	阿托伐他汀钙片	24	26.2	20	40	mg
3	洛索洛芬钠凝胶贴膏	23	1.7	1	4	贴
4	替普瑞酮胶囊	19	50	50	50	mg
5	氟比洛芬凝胶贴膏	19	2.1	1	3	贴
6	硝苯地平控释片	16	56.2	30	60	mg
7	叶酸片	16	6.2	5	10	mg
8	夫西地酸乳膏	16	3.4	1	12	g
9	苯磺酸氨氯地平片	16	8.4	5	10	mg
10	氯化钠注射液	16	80.9	10	500	mL

图 5-2-2　使用最频繁的前 10 种西药

【实现过程】

1. 创建 Power Query 查询

打开练习文件，选中"练习数据"工作表数据区域中的某个单元格，单击"数据"选项卡 >"获取和转换"组 >"从表格"命令，在弹出的"创建表"对话框中单击"确定"按钮，导入数据并打开 Power Query 查询编辑器。

2. 筛选西药数据

单击"药品类别"列标题右侧的下拉按钮，筛选"药品类别"是"西药"的数据，如图 5-2-3 所示。单击"确定"按钮关闭对话框。

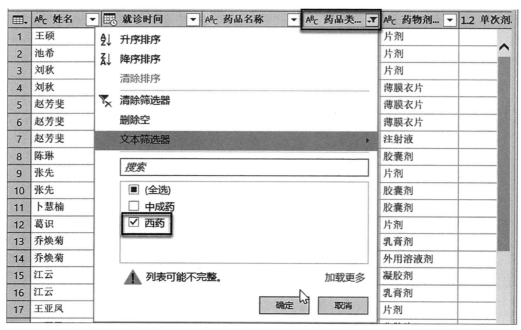

图 5-2-3 筛选

3. 分组计算和排序

（1）单击"主页"选项卡 > "转换"组 > "分组依据"命令，在"分组依据"对话框中，将选项由"基本"改为"高级"。使用"添加分组"按钮添加分组字段"药品名称""剂量单位"；使用"添加聚合"按钮添加聚合列，"新列名"依次为"数量""平均剂量""最小剂量""最大剂量"；"操作"栏依次设为"非重复行计数""平均值""最小值""最大值"；"柱"栏中第一行为空白，其他均为"单次剂量"字段。如图 5-2-4 所示。

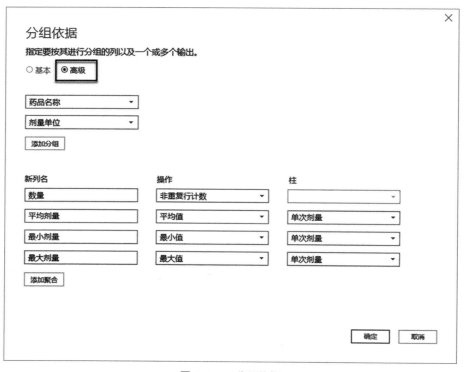

图 5-2-4 分组依据

（2）单击"确定"按钮后，按分组计算得到的"数量"列进行降序排列，如图 5-2-5 所示。

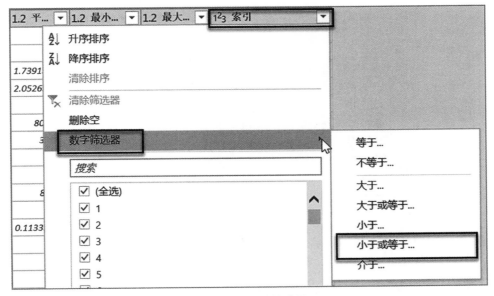

图 5-2-5　排序

4. 添加索引列并筛选

（1）单击"添加列"选项卡 >"常规"组 >"索引列"下拉命令，选择"从 1"，创建从 1 开始的索引列。单击该列标题右侧的下拉按钮，选择"数字筛选器" >"小于或等于"，如图 5-2-6 所示。

图 5-2-6　数字筛选器

（2）在"筛选行"对话框"小于或等于"右侧输入框中输入数值10，如图5-2-7所示。单击"确定"按钮关闭对话框。

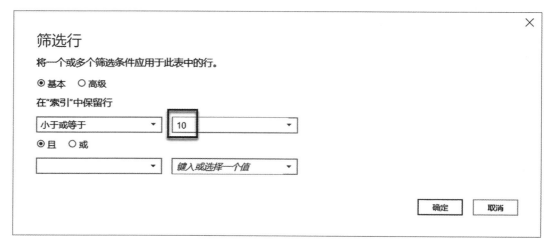

图 5-2-7　"筛选行"对话框

（3）将"索引"列拖拽到第一列，修改列标题为"序号"。

（4）选中"平均剂量"列，单击"转换"选项卡 > "编号列"组 > "舍入"命令，选择"舍入"，输入小数位数"1"。

5. 结束操作

单击"主页"选项卡 > "关闭"组 > "关闭并上载"命令，完成操作。

【知识点】

1. "分组依据"命令是对指定字段进行分组统计，可以指定多个字段进行分组。支持的操作方式包含：求和、平均值、中值、最小值、最大值、对行进行计数、非重复行计数和所有行。

2. 索引列是一个有序的数列，可以从 0 或 1 开始，默认增量为 1，也可以通过自定义的方式指定起始索引和增量。

【思考与练习】

"实例2 思考与练习 – 计算不同性别不同职称的平均工资 – 练习 .xlsx"工作薄中的"练习数据"工作表，记录了医生的基本信息，如图5-2-8所示。

	A	B	C	D
1	医生姓名	性别	职称	工资
2	许振敬	男	副主任医师	¥8,092.68
3	闫成华	女	主治医师	¥5,761.60
4	张小艳	女	副主任医师	¥7,218.88
5	丁继霄	女	副主任医师	¥8,520.26
6	周伟明	男	主治医师	¥6,385.15
7	陈建生	男	副主任医师	¥8,034.70
8	张胜利	男	副主任医师	¥8,049.20
9	宋建秋	男	主治医师	¥5,556.82
10	董怡岭	男	副主任医师	¥7,804.08

图 5-2-8　医生基本信息

请计算不同性别、不同职称医生的人数和平均工资，结果如图 5-2-9 所示。

	A	B	C	D
1	性别	职称	人数	平均工资
2	男	主任医师	3	9490元
3	女	主任医师	1	8547元
4	女	副主任医师	5	8282元
5	男	副主任医师	7	7910元
6	男	主治医师	3	6033元
7	女	主治医师	2	5532元

图 5-2-9　医生人数和平均工资

实例 3　合并科室人员——使用函数

【实例说明】

本实例介绍 Power Query 函数的使用方法。

【操作要求】

"第 5 章 Power Query 数据清洗与处理 \
1 实例练习 \ 实例 3 合并科室人员 – 练习.xlsx"
工作薄的"练习数据"工作表中，包含"科
室""姓名"和"参加工作年份"几列数据，
如图 5-3-1 所示。

为"参加工作年份"列添加"年"字，合
并"姓名"和"参加工作年份"列，将同一科
室的人员合并到一起，统计各科室人数，结果
如图 5-3-2 所示。

	A	B	C
1	科室	姓名	参加工作年份
2	耳鼻咽喉科	丁继霄	2008
3	呼吸科	许振敬	2014
4	内分泌	卢亚财	2011
5	心身医学科	孙文磊	1999
6	风湿病科	梁振文	1995

图 5-3-1　科室人员信息

	A	B	C
1	科室	人数	人员
2	耳鼻咽喉科	1	丁继霄,2008年
3	呼吸科	1	许振敬,2014年
4	内分泌	1	卢亚财,2011年
5	心身医学科	1	孙文磊,1999年
6	风湿病科	1	梁振文,1995年
7	骨科	1	王晋文,1998年
8	肾病科	2	张佐,2011年；张小艳,2007年
9	皮肤科	3	李长栋,2001年；孙维佳,1994年；杜安颖,2012年

图 5-3-2　数据分组统计

【解题思路】

基于科室字段分组，将同一科室的人员分到一组，完成计数和文本合并。

【实现过程】

1. 创建 Power Query 查询

打开练习文件，选中"练习数据"工作表数据区域中的某个单元格，单击"数据"选项卡 >
"获取和转换"组 > "从表格"命令，在弹出的"创建表"对话框中单击"确定"按钮，导入数

据并打开 Power Query 查询编辑器。

2. 添加后缀

选中"参加工作年份"列，单击"转换"选项卡 > "文本列"组 > "格式"命令 > "添加后缀"选项，在"后缀"对话框中"值"输入框输入"年"，如图 5-3-3 所示。单击"确定"按钮，将在每个年份数字后添加"年"字。

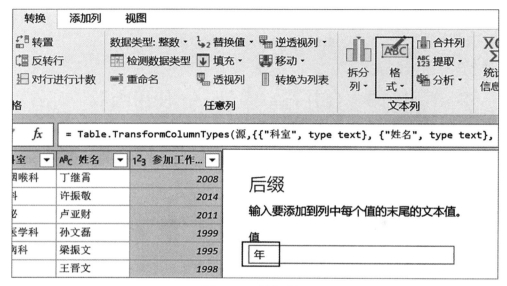

图 5-3-3　添加后缀

3. 合并列

同时选中"姓名"和"参加工作年份"列，单击"转换"选项卡 > "文本列"组 > "合并列"命令，在"合并列"对话框中，选择"逗号"分隔符，新列名默认为"已合并"，如图 5-3-4 所示。单击"确定"按钮，将这两列数据合并为一列。

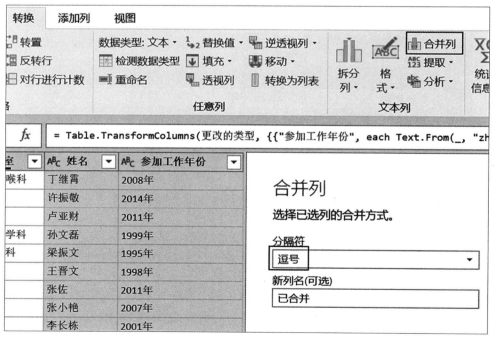

图 5-3-4　合并列

4. 分组统计

（1）选中"科室"列，单击"开始"选项卡 > "转换"组 > "分组依据"命令。在"分组依据"对话框中，将默认选项"基本"改为"高级"；将分组设置为"科室"；在第 1 行的"新列名"文本框中输入"人数"，在"操作"下拉框中选择"对行进行计数"。

（2）单击"添加聚合"按钮，在第 2 行的"新列名"文本框中输入"人员"，在"操作"下拉框中选择"最小值"，在"柱"下拉框中选择"已合并"。分组依据设置如图 5-3-5 所示。

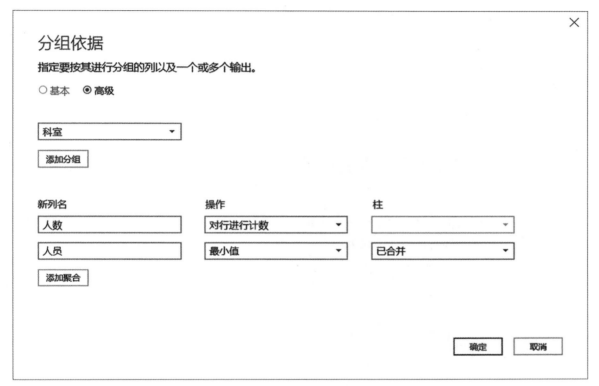

图 5-3-5　设置分组依据

（3）单击"确定"按钮，数据分组操作结果如图 5-3-6 所示。

	ABC 科室	123 人数	ABC 人员
1	耳鼻咽喉科	1	丁继霄,2008年
2	呼吸科	1	许振敬,2014年
3	内分泌	1	卢亚财,2011年

图 5-3-6　数据分组合并结果

5. 修改编辑栏内容

（1）勾选"视图"选项卡 > "布局"组 > "编辑栏"，以显示编辑栏。在编辑栏中可见上一步操作对应的以"="开头的表达式，如图 5-3-7 所示。

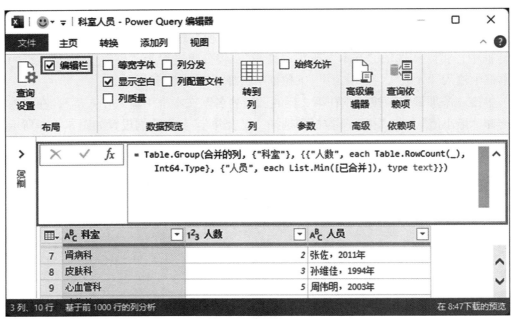

图 5-3-7　打开编辑栏

（2）将编辑栏中的 List.Min([已合并]) 函数改为 Text.Combine([已合并]，"；")，单击"√"命令，完成同一科室人员的合并，结果如图 5-3-8 所示。

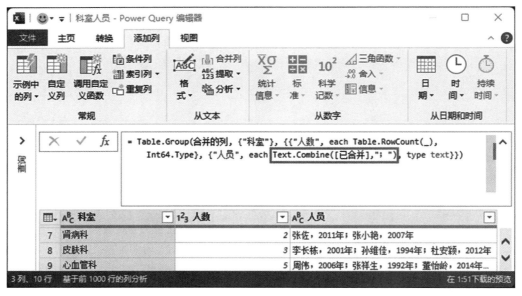

图 5-3-8　文本合并

6. 结束操作

单击"主页"选项卡 >"关闭"组 >"关闭并上载"命令，完成操作。

【知识点】

1. 列表（List）为包含在"{}"中的一组数据，这组数据的类型可以相同，也可以不同，还可以包含子列表实现嵌套。例如，{1,2,3} 是同一数据类型列表；{1,2, "A"} 是不同数据类型列表；{1,{2,3}} 是嵌套了"子列表"的列表；表中的每一列也是列表。

2. Power Query 函数严格区分大小写，常用函数如表 5-3-1 所示。

表 5-3-1　Power Query 常用函数

类别	函数名	说明
日期函数	Date.Year	返回日期的年份
	Date.WeekOfYear	返回日期在当年的第几周
日期 / 时间函数	DateTime.LocalNow	返回系统日期和时间
	DateTime.Date	返回日期 / 时间值中的日期部分
列表函数	List.Min	返回列表中最小的一项
文本函数	Text.Combine	返回将文本值列表合并为单个文本值的结果
数据访问函数	Excel.Workbook	返回 Excel 工作簿的内容

【思考与练习】

"实例 3 思考与练习 – 学生信息.xlsx"工作簿的"练习数据"工作表中，包含了学号、姓名、民族等学生基本信息，如图 5-3-9 所示。

	A	B	C	D	E	F	G	H	I
1	学号	姓名	民族	籍贯	班级编号	性别	党员	生日	入学成绩
2	0404336	黄胜霞	汉族	广西	00233	女	FALSE	1986/11/20	402
3	0504337	禹晓冰	壮族	山东	00233	女	FALSE	1986/8/19	416
4	0504370	周永红	汉族	北京	00233	女	FALSE	1987/6/24	492
5	0504382	王开	汉族	北京	00233	女	FALSE	1986/4/24	457

图 5-3-9　学生信息

请统计各班、各性别人数，并将同一班同一性别的同学信息合并为"同学信息"列，包含"姓名""民族"和"籍贯"，结果如图 5-3-10 所示。

	A	B	C	D
1	班级编号	性别	计数	同学信息
2	00233	女	7	黄胜霞,汉族,广西；禹晓冰,壮族,山东；周永红,汉族,北京；王开,汉族,北京；王雄,汉族,山东；王欣元,汉族,河南；苏江爽,汉族,青海
3	00233	男	1	史奇龙,壮族,天津
4	00207	女	3	赵徐鳃,汉族,山东；袁倩莉,汉族,甘肃；柯勇阳,回族,天津
5	00207	男	2	冯俊豹,壮族,山东；张佳,回族,四川

图 5-3-10　分组统计结果

实例 4　经方规范表与透视表的相互转换——透视与逆透视

【实例说明】

本实例介绍 Power Query 的透视与逆透视方法。

【操作要求】

1. 将规范表转换为透视表

"第 5 章 Power Query 数据清洗与处理 \ 1 实例练习 \ 实例 4 经方透视表与规范表转换 – 练习.xlsx"工作簿中的"规范表"工作表中，包含方名、中药名和剂量与单位，如图 5-4-1 所示。

	A	B	C
1	方名	中药名	剂量与单位
2	白虎加人参汤	粳米	6合
3	白虎加人参汤	知母	6两
4	白虎加人参汤	人参	3两
5	白虎加人参汤	石膏	1升
6	白虎加人参汤	甘草	2两

图 5-4-1　规范表

请将该表转换为透视表，结果如图 5-4-2 所示。

	A	B	C	D	E	F
1	方名	粳米	知母	人参	石膏	甘草
2	乌梅丸			6两		
3	五苓散					
4	半夏散及汤					10分
5	半夏泻心汤			3两		3两
6	厚朴生姜半夏甘草人参汤			1两		2两

图 5-4-2　透视表结果

2. 将透视表转换为规范表

"1 实例练习 \ 实例 4 经方透视表与规范表转换 – 练习.xlsx"工作簿中的"透视表"工作表中，包含方名、中药名透视列、剂量等信息，如图 5-4-2 所示。请将该透视表转换为规范表，结果如图 5-4-1 所示。

【解题思路】

1. 同一处方包含多种中药，对"中药名"列进行透视，使每个中药名成为一列。

2. 将"粳米""知母"和"人参"等多列的中药数据进行逆透视，将其转换为"中药名"和"剂量与单位"2 列。

【实现过程】

一、将规范表转换为透视表

1. 创建 Power Query 查询

打开练习文件，选中"规范表"工作表数据区域中的某个单元格，单击"数据"选项卡 >"获取和转换"组 >"从表格"命令，在弹出的"创建表"对话框中单击"确定"按钮，导入数据并打开 Power Query 查询编辑器。

2. 透视列

（1）选中"中药名"列，单击"转换"选择卡 >"任意列"组 >"透视列"命令，如图 5-4-3 所示。

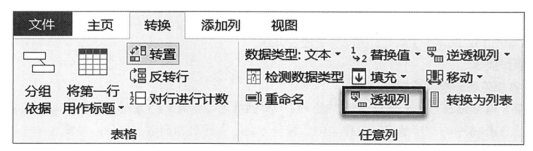

图 5-4-3　"透视列"命令

（2）打开"透视列"对话框，从"值列"下拉列表中选择"剂量与单位"；单击"高级选项"，从"聚合值函数"下拉列表中选择"不要聚合"，如图 5-4-4 所示。单击"确定"按钮关闭对话框。

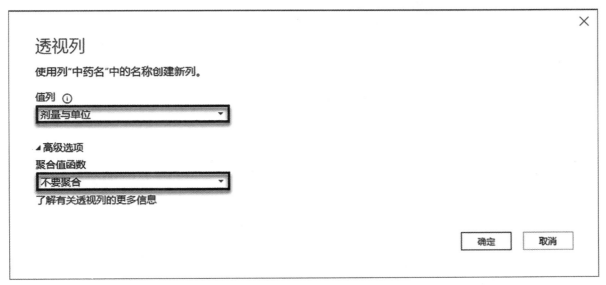

图 5-4-4　"透视列"设置

3. 结束操作

单击"主页"选项卡 > "关闭"组 > "关闭并上载"命令，完成操作。

二、将透视表转换为规范表

1. 创建 Power Query 查询

选中"透视表"工作表数据区域中的某个单元格，单击"数据"选项卡 > "获取和转换"组 > "从表格"命令，在弹出的"创建表"对话框中单击"确定"按钮，导入数据并打开 Power Query 查询编辑器。

2. 对列进行逆透视

选中"方名"列，单击"转换"选择卡 > "任意列"组 > "逆透视列" > "逆透视其他列"命令，如图 5-4-5 所示。

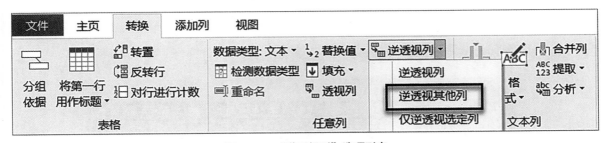

图 5-4-5　"逆透视列"选项列表

执行结果如图 5-4-6 所示。

	方名	属性	值
1	乌梅丸	人参	6两
2	乌梅丸	干姜	10两
3	乌梅丸	附子	6两
4	乌梅丸	黄柏	6两
5	乌梅丸	黄连	16两
6	乌梅丸	桂枝	6两

图 5-4-6　"逆透视列"处理后的结果

3. 修改列标题

右键单击"属性"列的标题，选择"重命名"，改为"中药名"；右键单击"值"列的标题，选择"重命名"，改为"剂量与单位"。

4. 结束操作

单击"主页"选项卡 >"关闭"组 >"关闭并上载"命令，完成操作。

【知识点】

1. 透视列是使用当前选中列的内容创建新列，即该列中每一种类别都作为一个列标题，再重新汇总数据。例如，某列有 6 个不同的类别，经过透视列后，就生成了 6 列数据。

2. 如果在"聚合值函数"下拉框中选择"不要聚合"，则要求指定的值列的内容唯一。

3. 逆透视列是将当前选定的多列转换为"属性"和"值"列，是透视列的反向操作。

【思考与练习】

1. "实例 4 思考与练习 1– 医院科室信息 – 练习 .xlsx"工作簿中的"练习数据"工作表，包含科室、职称和人数信息，如图 5-4-7 所示。

	A	B	C
1	科室	职称	人数
2	疮疡科	主任医师	3
3	疮疡科	副主任医师	6
4	疮疡科	主治医师	1
5	儿科	主任医师	3
6	儿科	副主任医师	5
7	儿科	主治医师	2

图 5-4-7　科室信息

请将该规范表转换为透视表，结果如图 5-4-8 所示。

	A	B	C	D
1	科室	主任医师	副主任医师	主治医师
2	乳腺科	1	2	2
3	儿科	3	5	2
4	内分泌	2	3	1
5	呼吸科	3	5	1
6	妇科	5	5	3

图 5-4-8　完成效果

2."实例 4 思考与练习 2– 医院费用统计 – 练习 .xlsx"工作簿中的"练习数据"工作表，包含部门、办公费、差旅费和修理费，如图 5–4–9 所示。

	A	B	C	D
1	部门	办公费	差旅费	修理费
2	疮疡科	2001	4500	1000
3	儿科	2437	4290	979
4	耳鼻咽喉科	2873	4080	958
5	风湿病科	3309	3870	937
6	妇科	3745	3660	916

图 5–4–9　费用信息

请将该表转换为规范表，结果如图 5–4–10 所示。

	A	B	C
1	部门	费用类别	金额
2	疮疡科	办公费	2001
3	疮疡科	差旅费	4500
4	疮疡科	修理费	1000
5	儿科	办公费	2437
6	儿科	差旅费	4290

图 5–4–10　完成效果

实例 5　基于多级表头的计算——转置

【实例说明】

本实例介绍转置的使用方法。

【操作要求】

"第 5 章 Power Query 数据清洗与处理 \ 1 实例练习 \ 实例 5 基于多级表头的计算 – 练习.xlsx"工作簿中的"练习数据"工作表中，包含多级表头，如图 5–5–1 所示。

	A	B	C	D	E	F	G
1	科室	男			女		
2		副主任医师	主任医师	主治医师	副主任医师	主任医师	主治医师
3	疮疡科			3			
4	儿科	2		2			1
5	耳鼻咽喉科	5		2		1	
6	风湿病科	3		4		2	1
7	妇科	5	1	2			
8	肝病	1	2	2			

图 5–5–1　多级表头数据

请统计各职称人数，结果如图 5–5–2 所示。

	A	B
1	职称	职称人数
2	副主任医师	112
3	主任医师	47
4	主治医师	80

图 5-5-2 完成效果

【解题思路】

使用转置将多级表头转换为多列；转置后查询变为以科室为透视列的透视表，需要将其逆透视为规范表；再以"职称"为分组字段，计算各职称的人数。

【实现过程】

1. 创建 Power Query 查询

打开练习文件，选中"练习数据"工作表数据区域中的某个单元格，单击"数据"选项卡 >"获取和转换"组 >"从表格"命令，在弹出的"创建表"对话框中不要勾选"表包含标题"，单击"确定"按钮，导入数据并打开 Power Query 查询编辑器。

2. 转置

（1）单击"转换"选项卡 >"表格"组 >"转置"命令，将行列转置，结果如图 5-5-3 所示。

	Column1	Column2	Column3	Column4	Column5	Column6	Column7	
1	科室	null	疮疡科	儿科	耳鼻咽喉科	风湿病科	妇科	肝
2	男	副主任医师	null	2	5	3	5	
3	null	主任医师	null	null	null	null	1	
4	null	主治医师	3	2	2	4	2	
5	女	副主任医师	null	null	null	null	null	
6	null	主任医师	null	null	1	2	null	
7	null	主治医师	null	1	null	1	null	

图 5-5-3 "转置"后的结果

（2）选中"Column1"列，单击"转换"选项卡 >"任意列"组 >"填充" >"向下填充"命令，填充该列中空白的单元格，结果如图 5-5-4 所示。

	Column1	Column2	Column3	Column4	Column5	Column6	Column7	
1	科室	null	疮疡科	儿科	耳鼻咽喉科	风湿病科	妇科	肝
2	男	副主任医师	null	2	5	3	5	
3	男	主任医师	null	null	null	null	1	
4	男	主治医师	3	2	2	4	2	
5	女	副主任医师	null	null	null	null	null	
6	女	主任医师	null	null	1	2	null	
7	女	主治医师	null	1	null	1	null	

图 5-5-4 "向下填充"后的结果

（3）单击"转换"选项卡 >"表格"组 >"将第一行用作标题"命令，结果如图 5-5-5 所示。

	ABC 科室	ABC Column2	123 疮病科	123 儿科	123 耳鼻咽...	123 风湿病...	123 妇科	123 肝病
1	男	副主任医师	null	2	5	3	5	1
2	男	主任医师	null	null	null	null	1	2
3	男	主治医师	3	2	2	4	2	2
4	女	副主任医师	null	null	null	null	null	null
5	女	主任医师	null	null	1	2	null	null
6	女	主治医师	null	1	null	1	null	null

图 5-5-5　"将第一行用作标题"后的结果

（4）选中"科室"列和"Column2 列"，单击"转换"选项卡 > "任意列"组 > "逆透视列" > "逆透视其他列"命令，结果如图 5-5-6 所示。

	ABC 科室	ABC Column2	ABC 属性	123 值
1	男	副主任医师	儿科	2
2	男	副主任医师	耳鼻咽喉科	5
3	男	副主任医师	风湿病科	3
4	男	副主任医师	妇科	5
5	男	副主任医师	肝病	1
6	男	副主任医师	肛肠	3

图 5-5-6　"逆透视列"后的结果

（5）右键单击第 1 列的标题，选择"重命名"，改为"性别"；右键单击第 2 列的标题，选择"重命名"，改为"职称"；右键单击第 3 列的标题，选择"重命名"，改为"科室"；右键单击第 4 列的标题，选择"重命名"，改为"人数"。如图 5-5-7 所示。

	ABC 性别	ABC 职称	ABC 科室	123 人数
1	男	副主任医师	儿科	2
2	男	副主任医师	耳鼻咽喉科	5
3	男	副主任医师	风湿病科	3
4	男	副主任医师	妇科	5
5	男	副主任医师	肝病	1
6	男	副主任医师	肛肠	3

图 5-5-7　列标题重命名后的结果

（6）单击"转换"选项卡 > "表格"组 > "分组依据"命令，选择"职称"列作为分组字段，新列名为"职称人数"，操作选择为"求和"，柱选择为"人数"，具体设置如图 5-5-8 所示。单击"确定"按钮，关闭对话框。

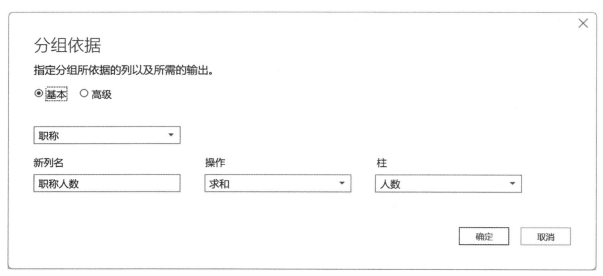

图 5-5-8 设置“分组依据”

3. 结束操作

单击“主页”选项卡 > “关闭”组 > “关闭并上载”命令，完成操作。

【知识点】

转置用于把表格的行、列位置互换，即行变成列，列变成行。

【思考与练习】

“实例 5 思考与练习 – 中医药大学职称信息表.xlsx”工作薄中的“练习数据”工作表如图 5-5-9 所示。

	A	B	C	D	E	F	G	H	I
1	学院	男				女			
2		教授	副教授	讲师	助教	教授	副教授	讲师	助教
3	中医学院	5	8	5	0	3	6	3	1
4	中西医结合学院	4	3	4	2	3	5	5	2
5	药学院	5	6	5	2	4	4	4	2
6	针灸推拿学院	3	6	2	1	4	2	4	1
7	护理学院	5	4	5	2	5	5	6	3
8	医学检验学院	4	2	4	2	4	4	7	3

图 5-5-9 职称信息

请计算各职称人数，完成效果如图 5-5-10 所示。

	A	B
1	职称	职称人数
2	教授	86
3	副教授	101
4	讲师	102
5	助教	33

图 5-5-10 完成效果

实例 6　患者的年龄和年龄段——计算列

【实例说明】

本实例介绍自定义列和条件列的使用方法。

【操作要求】

"第 5 章 Power Query 数据清洗与处理＼1 实例练习＼实例 6 患者的年龄和年龄段－练习.xlsx"工作薄中的"练习数据"工作表，包含了患者基本信息：姓名、性别和出生日期，如图5-6-1 所示。

	A	B	C
1	**姓名**	**性别**	**出生日期**
2	高恩娟	女	1993/8/27
3	靳铭媛	女	1982/7/1
4	易志	女	1973/10/14

图 5-6-1　患者信息

请计算患者年龄，并按年龄段进行划分：童年（0 ～ 6 岁）、少年（7 ～ 17 岁）、青年（18 ～ 40 岁）、中年（41 ～ 65 岁）、老年（66 岁以后）。结果如图 5-6-2 所示。

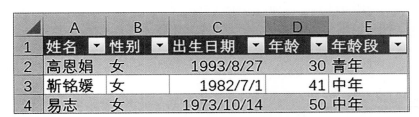

	A	B	C	D	E
1	姓名	性别	出生日期	年龄	年龄段
2	高恩娟	女	1993/8/27	30	青年
3	靳铭媛	女	1982/7/1	41	中年
4	易志	女	1973/10/14	50	中年

图 5-6-2　计算患者年龄和年龄段结果

【解题思路】

1. 年龄 = 当前年份 – 出生年份。

2. 通过条件判断将年龄转换为年龄段。

【实现过程】

1. 创建 Power Query 查询

（1）打开练习文件，选中"练习数据"工作表数据区域中的某个单元格，单击"数据"选项卡 >"获取和转换"组 >"从表格"命令。

（2）进入"Power Query 编辑器"，默认查询名为"表 1"，在"查询设置"窗格中，将"名称"属性改为"Q 年龄和年龄段"，字母"Q"代表"Query"，如图 5-6-3 所示。

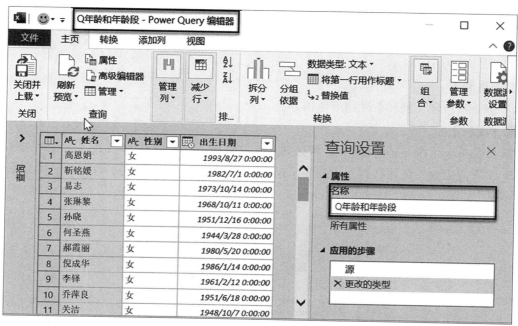

图 5-6-3　查询名称设置

2. 添加"出生年份"列和"当前年份"列

（1）单击"添加列"选项卡 > "常规"组 > "自定义列"命令，在"自定义列"对话框的"新列名"框中输入"出生年份"，在"自定义列公式"框"="后输入"Date.Year([出生日期])"，如图 5-6-4 所示。"[出生日期]"可通过双击"可用列"列表框中的"出生日期"进行插入。单击"确定"按钮关闭对话框。

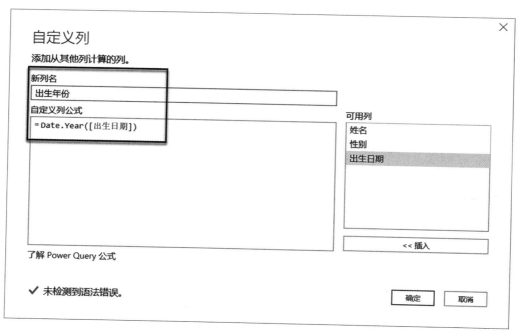

图 5-6-4　添加出生年份

（2）单击"添加列"选项卡 > "常规"组 > "自定义列"命令，在"自定义列"对话框的"新列名"框中输入"当前年份"，在"自定义列公式"框"="后输入"Date.Year(DateTime.LocalNow( ))"，如图 5-6-5 所示。单击"确定"按钮关闭对话框。

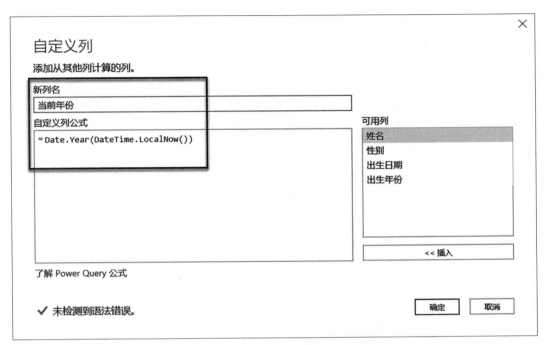

图 5-6-5　添加当前年份

3. 添加"年龄"列

单击"添加列"选项卡 >"常规"组 >"自定义列"命令，在"新列名"框中输入"年龄"，在"自定义列公式"框"="后输入"[当前年份]–[出生年份]"，如图 5-6-6 所示。单击"确定"按钮关闭对话框。

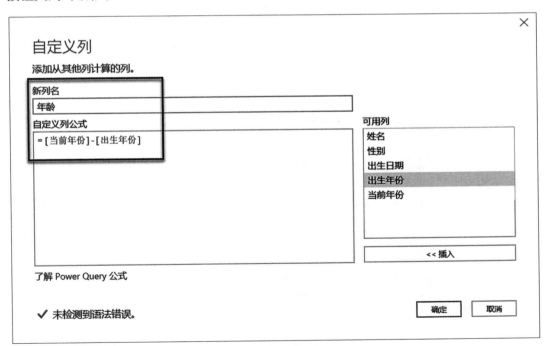

图 5-6-6　添加年龄

4. 删除"出生年份"列和"当前年份"列

同时选中"出生年份"列和"当前年份"列，单击"主页"选项卡 >"管理列"组 >"删除列"命令。

5. 添加"年龄段"列

单击"添加列"选项卡 > "常规"组 > "条件列"命令，在"新列名"框中输入"年龄段"，单击"添加子句"增加三行 Else If 子句，在各行的"列名"中选取"年龄"，"运算符"框中选取"小于或等于"，"值"框中分别输入 6、17、40 和 65，"输出"框中分别输入"童年""少年""青年"和"中年"，最后一行 ELSE 子句值框中输入"老年"，如图 5-6-7 所示。单击"确定"按钮关闭对话框。

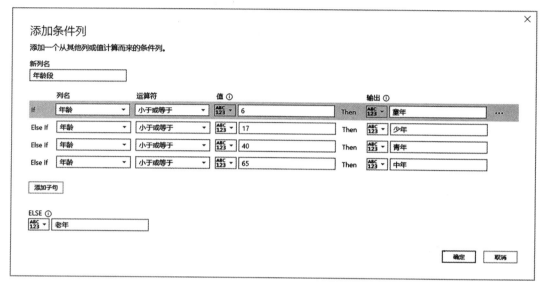

图 5-6-7　添加年龄段

6. 结束操作

单击"主页"选项卡 > "关闭"组 > "关闭并上载"命令，完成操作。

【知识点】

1. 自定义列是基于公式的计算列。在公式中，英文方括号用于标识列名，如"Date.Year([出生日期])"中［出生日期］表示"出生日期"这一列。公式中所有的非汉字符号须在英文半角状态下输入。

2. 条件列是通过对数据进行逻辑判断、依条件的不同而返回不同结果的计算列。

【思考与练习】

"实例 6 思考与练习 – 工龄和职称等级 – 练习.xlsx"工作薄中的"练习数据"工作表，包含医生姓名、科室、职称和工资基本信息，如图 5-6-8 所示。

	A	B	C	D	E
1	医生姓名	生日	参加工作时间	职称	工资
2	许振敬	1989/12/10	2014/9/2	副主任医师	6055.74
3	闫成华	1983/8/29	2015/2/3	主治医师	7718.52
4	张小艳	1983/10/3	2007/4/25	副主任医师	6623.97

图 5-6-8　医生信息

请计算工龄和职称等级，职称为"主治医师"的职称等级为"中级"，职称为"副主任医师"的职称等级为"副高级"，职称为"主任医师"的职称等级为"正高级"，结果如图 5-6-9 所示。

	A	B	C	D	E
1	医生姓名	职称	工资	工龄	职称等级
2	许振敬	副主任医师	6056	9	副高级
3	闫成华	主治医师	7719	8	中级
4	张小艳	副主任医师	6624	16	副高级

图 5-6-9　计算工龄和职称等级结果

实例 7　量表描述与分值转换——联接种类

【实例说明】

本实例介绍合并查询的用法与联接种类。

【操作要求】

"第 5 章 Power Query 数据清洗与处理 \ 1 实例练习 \ 实例 7 量表描述与分值转换 – 练习.xlsx"中的"患者症状"工作表，包含患者编号、就诊日期，以及发热、咽痛等症状的描述信息，如图 5-7-1 所示。

	A	B	C	D	E
1	患者编号	就诊日期	发热	咽痛	头痛
2	1	2021/11/23	体温38.0℃-38.5℃	咽微痛	无
3	2	2021/11/28	体温37.3℃-37.9℃	咽微痛	轻微头痛，时作时止
4	3	2022/1/23	体温37.3℃-37.9℃	咽微痛	无

图 5-7-1　患者症状

"症状分值"工作表包含症状、描述和分值，如图 5-7-2 所示。

	A	B	C
1	症状	描述	分值
2	发热	体温＜37.3℃	0
3	发热	体温37.3℃-37.9℃	3
4	发热	体温38.0℃-38.5℃	6

图 5-7-2　症状分值

对患者症状进行量化，将症状描述信息转换为对应的分值，结果如图 5-7-3 所示。

	A	B	C	D	E	F	G	H	I	J	K	L	M	N
1	患者编	就诊日期	发热	咽痛	头痛	恶风	口渴	咳嗽	汗出	鼻塞	流涕	舌质	舌苔	脉象
2	1	2021/11/23	6	3	0	1	1	1	1	0	0	1	1	1
3	2	2021/11/28	3	3	1	1	2	0	0	0	0	1	1	1
4	3	2022/1/23	3	3	0	2	3	1	1	3	3	1	1	0

图 5-7-3　患者症状量化表

【解题思路】

通过"症状""描述" 2 个共有字段可以将"患者症状"表和"症状分值"表连接起来，因此需要将患者症状通过逆透视转换为规范表，然后通过合并查询匹配 2 个表中的数据，实现描述与分值的转换。

【实现过程】

1. 建立"Q 症状分值"查询

打开练习文件,选中"症状分值"工作表数据区域中的某个单元格,单击"数据"选项卡 >"获取和转换"组 >"从表格"命令导入数据,将查询名称设置为"Q 症状分值",使用"关闭并上载"命令关闭此查询编辑器。

2. 建立"Q 描述转分值"查询

(1)选中"患者症状"工作表数据区域中的某个单元格,单击"数据"选项卡 >"获取和转换"组 >"从表格"命令导入数据,将查询名称设置为"Q 描述转分值"。

(2)数据类型更改:选中"就诊日期"列,单击"主页"选项卡 >"转换"组 >"数据类型"命令,将导入时自动设置的"日期时间"型改为"日期"型,以删除时间部分。

(3)逆透视:选中"患者编号"和"就诊日期"列,单击"转换"选项卡 >"逆透视列">"逆透视其他列"命令,结果如图 5-7-4 所示。

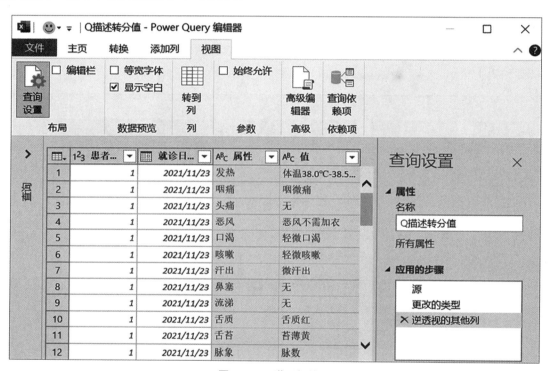

图 5-7-4　逆透视结果

3. 合并查询

(1)选择"主页"选项卡 >"组合"组 >"合并查询"命令,在"合并"对话框中可见当前处于活动状态的"Q 描述转分值"查询,通过其下面的组合框,选取添加要合并的"Q 症状分值"查询,单击"Q 描述转分值"查询的"属性"列,按住 Ctrl 键再单击"值"列;单击"Q 症状分值"查询的"症状"列,按住 Ctrl 键再单击"描述"列,实现"属性"列与"症状"列、"值"列与"描述"列相匹配;在"联接种类"框中选择"左外部(第一个中的所有行,第二个中的匹配行)",如图 5-7-5 所示。

(2)单击"确定"按钮后,合并结果如图 5-7-6 所示。

(3)单击"Q 症状分值"列右侧的展开按钮,仅勾选"分值"项,不勾选"使用原始列名作为前缀",如图 5-7-7 所示。

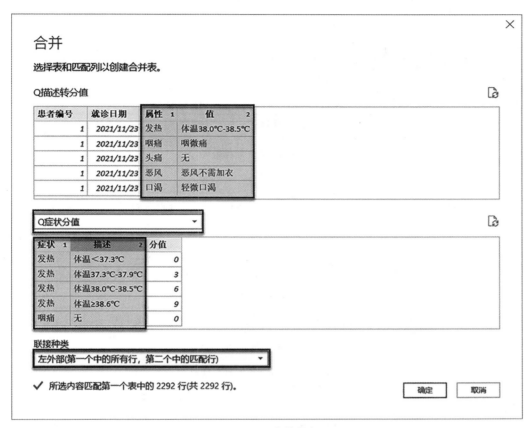

图 5-7-5　合并查询

	ABC 123 患者编... ▼	就诊日期 ▼	ABC 属... ▼	ABC 123 值 ▼	Q症状... ↔
1	1	2021/11/23	发热	体温38.0℃-38.5...	Table
2	1	2021/11/23	咽痛	咽微痛	Table
3	1	2021/11/23	头痛	无	Table

图 5-7-6　合并结果

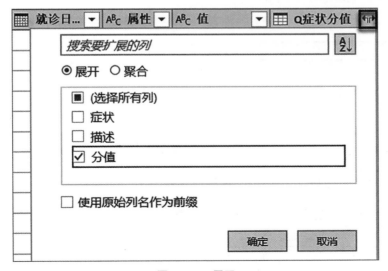

图 5-7-7　展开

（4）单击"确定"按钮后，结果如图5-7-8所示。

⊞	ABC123 患者编...	▦ 就诊日期	ABC 属...	ABC123 值	12₃ 分值
1	1	2021/11/23	发热	体温38.0℃-38.5...	6
2	4	2022/1/30	发热	体温38.0℃-38.5...	6
3	1	2021/11/23	咽痛	咽微痛	3

图 5-7-8　展开后结果

4. 删除列

选中"值"列，选择"主页"选项卡 > "管理列"组 > "删除列"命令，结果如图5-7-9所示。

⊞	ABC123 患者编...	▦ 就诊日期	ABC 属...	12₃ 分值
1	1	2021/11/23	发热	6
2	4	2022/1/30	发热	6
3	1	2021/11/23	咽痛	3

图 5-7-9　删除"值"列后结果

5. 透视列

（1）选中"属性"列，选择"转换"选项卡 > "任意列"组 > "透视列" > 命令，在"透视列"对话框的"值列"下拉列表框中选中"分值"，单击"高级选项"，从"聚合值函数"下拉列表中选择"不要聚合"，如图 5-7-10 所示。

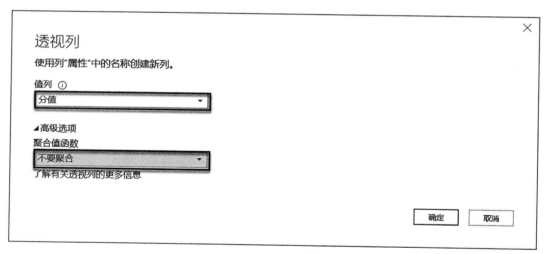

图 5-7-10　透视列

（2）单击"确定"按钮后，结果如图 5-7-11 所示。

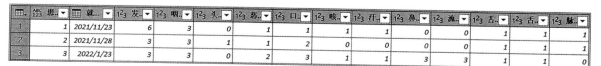

⊞	ABC123 患...	▦ 就...	12₃ 发..	12₃ 咽..	12₃ 头..	12₃ 恶..	12₃ 口..	12₃ 咳..	12₃ 汗..	12₃ 鼻..	12₃ 流..	12₃ 舌..	12₃ 舌..	12₃ 脉..
1	1	2021/11/23	6	3	0	1	1	1	1	0	0	1	1	1
2	2	2021/11/28	3	3	1	1	2	0	0	0	0	1	1	1
3	3	2022/1/23	3	3	0	2	1	1	3	3	1	1	1	0

图 5-7-11　透视列结果

6. 结束操作

单击"主页"选项卡 > "关闭"组 > "关闭并上载"命令，完成操作。

【知识点】

Power Query 中合并查询的联接种类有 6 种，分别为"左外部""右外部""完全外部""内部""左反""右反"。

（1）"左外部"联接显示第 1 个表中的所有行和第 2 个表中相匹配的行。

（2）"右外部"联接跟"左外部"联接相反，显示第 2 个表中的所有行和第 1 个表中相匹配的行。

（3）"完全外部"联接显示的是两个表中的所有行。

（4）"内部"联接显示的是两个表中匹配的行。

（5）"左反"联接显示的是第 1 个表在第 2 个表中不存在的行，可用于实现不匹配数据筛选。

（6）"右反"联接显示的是第 2 个表在第 1 个表中不存在的行。

【思考与练习】

"实例 7 思考与练习 – 查找不匹配 – 练习.xlsx"中的"医生信息"表中包含医生所在科室、证件号、姓名和参加工作年份信息，如图 5–7–12 所示。

	A	B	C	D
1	科室 ▼	证件号 ▼	姓名 ▼	参加工作年份 ▼
2	耳鼻咽喉科	0806	丁继霄	2008
3	呼吸科	1413	许振敬	2014
4	内分泌	1108	卢亚财	2011

图 5–7–12　医生信息

"进修名单"表包含证件号和进修年份，如图 5–7–13 所示。

	A	B
1	证件号 ▼	进修年份 ▼
2	0806	2018
3	1413	2020
4	1108	2020

图 5–7–13　进修名单

请基于这两张表，查找从未参加进修的医生名单，结果如图 5–7–14 所示。

	A	B	C	D
1	科室 ▼	证件号 ▼	姓名 ▼	参加工作年份 ▼
2	风湿病科	9519	梁振文	1995
3	心血管科	1414	董怡岭	2014
4	心血管科	1515	闫成华	2015

图 5–7–14　未参加进修的医生名单

实例 8　合并多个 Excel 文件——以文件夹作为数据源

【实例说明】

本实例介绍将多个 Excel 文件合并成一个 Excel 文件的方法。

【操作要求】

"第 5 章 Power Query 数据清洗与处理 \ 1 实例练习 \ 实例 8 合并多个医生 Excel 文件 \ 练习数据"文件夹中有 3 个 Excel 文件，如图 5-8-1 所示。

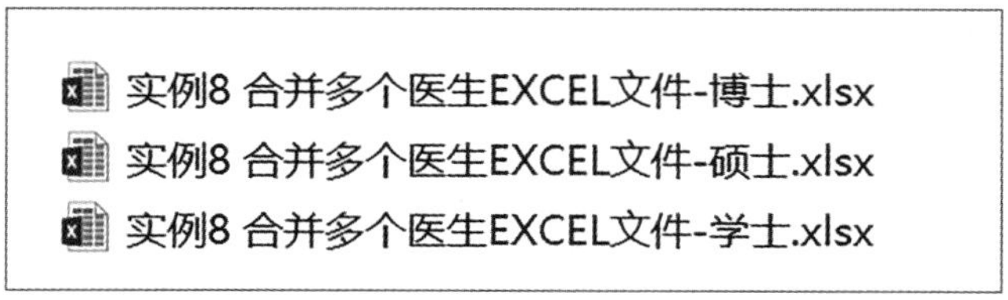

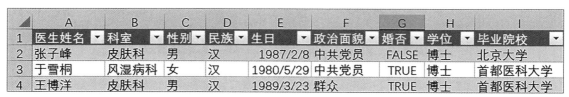

> 📊 实例8 合并多个医生EXCEL文件-博士.xlsx
> 📊 实例8 合并多个医生EXCEL文件-硕士.xlsx
> 📊 实例8 合并多个医生EXCEL文件-学士.xlsx

图 5-8-1　3 个 Excel 文件

请将 3 个 Excel 文件中的工作表数据合并到一个新的 Excel 文件里，结果如图 5-8-2 所示。

	A	B	C	D	E	F	G	H	I
1	医生姓名	科室	性别	民族	生日	政治面貌	婚否	学位	毕业院校
2	张子峰	皮肤科	男	汉	1987/2/8	中共党员	FALSE	博士	北京大学
3	于雪桐	风湿病科	女	汉	1980/5/29	中共党员	TRUE	博士	首都医科大学
4	王博洋	皮肤科	男	汉	1989/3/23	群众	TRUE	博士	首都医科大学

图 5-8-2　多个 Excel 文件合并结果

【实现过程】

1. 打开"1 实例练习 \ 实例 8 合并多个医生 Excel 文件"文件夹中的"实例 8 合并多个医生 Excel 文件 – 练习.xlsx"工作簿文件。

2. 导入数据源。

（1）单击"数据"选项卡 >"获取和转换"组 >"新建查询">"从文件">"从文件夹"命令，如图 5-8-3 所示。

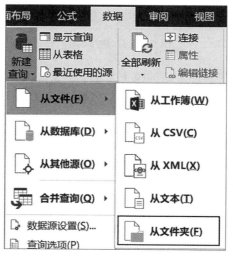

图 5-8-3　"从文件夹"命令

（2）打开"文件夹"对话框，如图 5-8-4 所示。

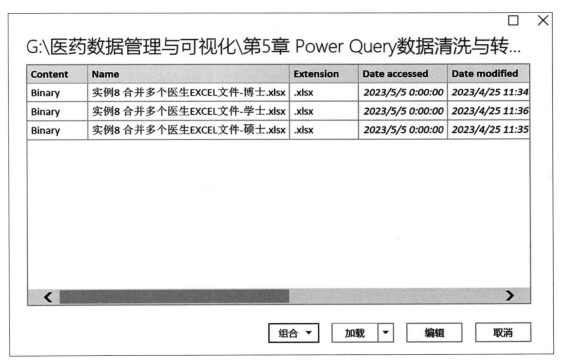

图 5-8-4　"文件夹"对话框

（3）单击"浏览"按钮，打开"浏览文件夹"对话框，选择存放 Excel 文件的文件夹，单击"确定"按钮，返回到"文件夹"对话框，在"文件夹"对话框中显示要合并文件的路径，单击"确定"按钮，显示了要合并的 Excel 文件，如图 5-8-5 所示。

G:\医药数据管理与可视化\第5章 Power Query数据清洗与转...

Content	Name	Extension	Date accessed	Date modified
Binary	实例8 合并多个医生EXCEL文件-博士.xlsx	.xlsx	2023/5/5 0:00:00	2023/4/25 11:34
Binary	实例8 合并多个医生EXCEL文件-学士.xlsx	.xlsx	2023/5/5 0:00:00	2023/4/25 11:36
Binary	实例8 合并多个医生EXCEL文件-硕士.xlsx	.xlsx	2023/5/5 0:00:00	2023/4/25 11:35

组合 ▼　　加载 ▼　　编辑　　取消

图 5-8-5　多个合并的 Excel 文件

3. 单击"编辑"按钮，打开"Power Query"编辑器，如图 5-8-6 所示。

（1）同时选中"Content"和"Name"列，在表头处单击鼠标右键，在弹出的快捷菜单中选择"删除其他列"命令，如图 5-8-7 所示。

（2）单击"添加列"选项卡 >"常规"组 >"自定义列"命令，打开"自定义列"对话框，新列名默认为"自定义"，在"="后输入公式"Excel.Workbook([Content])"，以读取二进制列 [Content] 中的 Excel 文件内容，单击"确定"按钮，如图 5-8-8 所示。

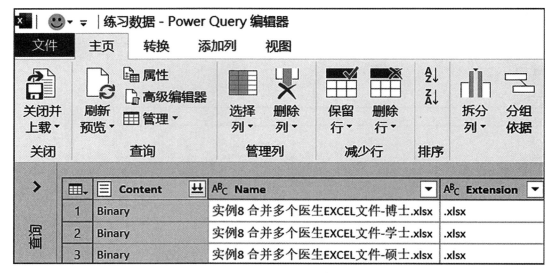

图 5-8-6　Power Query 编辑器窗口

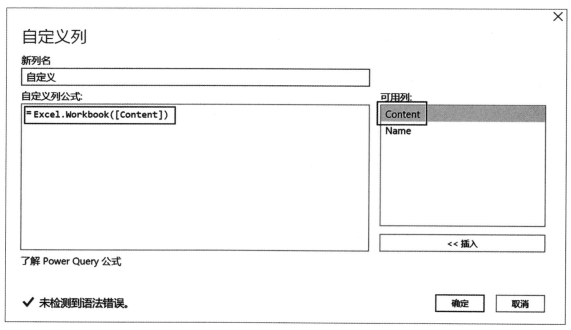

图 5-8-7　"删除其他列"命令

图 5-8-8　添加自定义列

（3）单击"自定义"列的展开按钮，勾选"（选择所有列）"，取消勾选"使用原始列名作为前缀"，单击"确定"按钮，如图 5-8-9 所示。

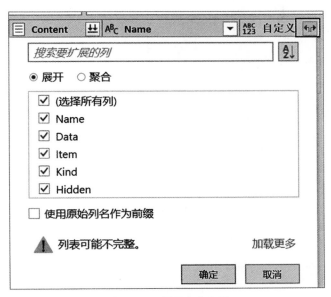

图 5-8-9　展开自定义列

（4）单击"kind"列右侧的下拉箭头，只勾选"Sheet"项，以筛选 Excel 文件中的工作表。单击"确定"按钮，如图 5-8- 10 所示。

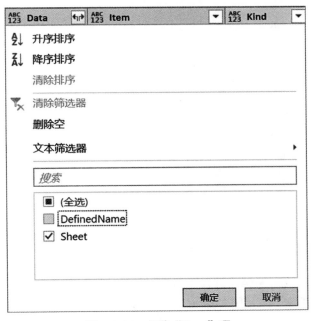

图 5-8-10　勾选"Sheet"项

（5）在"Data"列表头处单击右键，单击"删除其他列"命令，单击"Data"列表头右侧的展开按钮，勾选"（选择所有列）"项，如图 5-8-11 所示。单击"确定"按钮关闭对话框。

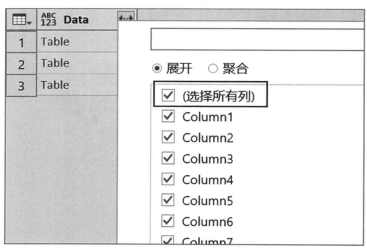

图 5-8-11　展开 Data 列

（6）单击"开始"选项卡 >"转换"组 >"将第一行作为标题行"命令。

（7）单击"性别"列表头右侧的下拉箭头，只勾选"男""女"项，以删除多余的工作表标题行，如图 5-8-12 所示。

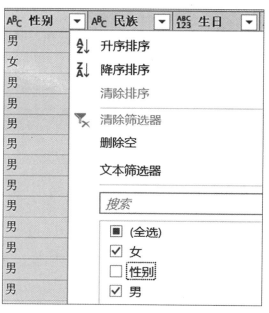

图 5-8-12　筛选命令

（8）将"生日"列的数据类型设置为"日期"。

4. 选择"开始"选项卡 >"关闭"组 >"关闭并上载"命令，完成操作。

【知识点】

1."从文件夹"命令可以将指定文件夹及其子文件夹中的文件内容以二进制形式加载到 Content 列中，同时显示该文件的文件名、扩展名等属性。

2. 对于加载的 Excel 文件，可以使用"Excel.Workbook([Content])"公式提取工作薄中的数据。

【思考与练习】

1. 本实例完成后，将"实例 8 合并多个医生 Excel 文件 – 其他学位.xlsx"Excel 文件放入"实例 8\练习数据"文件夹中，如图 5-8-13 所示。

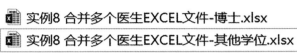

实例8 合并多个医生EXCEL文件-博士.xlsx

实例8 合并多个医生EXCEL文件-其他学位.xlsx

实例8 合并多个医生EXCEL文件-硕士.xlsx

实例8 合并多个医生EXCEL文件-学士.xlsx

图 5-8-13　加入新的 Excel 文件

打开"实例 8 合并多个医生 Excel 文件 – 练习.xlsx"工作薄，单击"数据"选项卡 >"查询和连接"组 >"全部刷新"命令，刷新后结果如图 5-8-14 所示，请分析结果变化的原因。

	A	B	C	D	E	F	G	H	I
1	医生姓名	科室	性别	民族	生日	政治面貌	婚否	学位	毕业院校
2	高建峰	杂病	男	汉	1977/8/31	中共党员	TRUE	无	北京中医药大学
3	翟建党	儿科	男	汉	1981/10/26	群众	TRUE	无	首都医科大学
4	李军	针灸科	男	汉	1985/7/16	群众	TRUE	无	四川大学
5	王建飞	骨科	男	汉	1985/7/6	群众	FALSE	无	北京大学
6	王双青	骨科	男	汉	1979/7/30	群众	FALSE	大专	首都医科大学

图 5-8-14　刷新后的结果

2."实例 8– 思考与练习 2"文件夹中有 6 个 Excel 文件，每个 Excel 文件中有 2 张工作表，如图 5-8-15 所示。

学生信息表1.xlsx

学生信息表2.xlsx

学生信息表3.xlsx

学生信息表4.xlsx

学生信息表5.xlsx

学生信息表6.xlsx

图 5-8-15　6 个 Excel 文件

请将 6 个 Excel 文件中的 12 张工作表数据合并到一个新的 Excel 文件中，结果如图 5-8-16 所示。

	A	B	C	D	E	F	G	H
1	学号	姓名	民族	籍贯	班级编号	性别	党员	奖学金
2	0605033	赵徐飖	汉族	山东	00207	女	FALSE	
3	0605047	冯俊豹	壮族	山东	00207	男	FALSE	
4	0605058	袁倩莉	汉族	甘肃	00207	女	FALSE	500
5	0605070	张佳	回族	四川	00207	男	FALSE	1000
6	0605084	柯勇阳	回族	天津	00207	女	FALSE	1000
7	0404336	黄胜霞	汉族	广西	00233	女	FALSE	800

图 5-8-16　合并结果

可视化分析篇

Power BI 视觉对象

扫一扫，查阅本章数字资源，含 PPT、音视频、图片等

Power BI 是一个强大的智能分析工具，它拥有大量的视觉对象，使用它可以实现数据可视化分析。

本章通过 3 个实例介绍 Power BI 的常用视觉对象、钻取和工具提示页的用法。

本章实例练习与答案文件位于"实例与练习\第 6 章 Power BI 视觉对象"文件夹中。

实例 1　从 Excel 到 Power BI——常用视觉对象

【实例说明】

在这个实例中，我们将学习 Power BI Desktop 中常用的视觉对象。

【操作要求】

数据文件"第 6 章 Power BI 视觉对象 \1 实例练习 \ 实例 1\ 实例 1 从 Excel 到 Power BI.xlsx"存储了医生的信息，在 Power BI Desktop 中，基于该文件创建如图 6-1-1 所示的"医生信息"报表页，实现如下功能。

1. 创建"医生人数"卡片图。
2. 创建"职称"切片器。
3. 创建"按科室和性别统计医生人数"堆积条形图。
4. 创建"以婚否作为类别统计医生人数"瀑布图。
5. 创建"不同职称、不同工龄的平均工资"折线图。
6. 创建"不同工龄的医生人数和平均工资"折线和簇状柱形图。
7. 创建"各民族医生人数"饼图。
8. 创建"各类职称、不同性别的医生人数"树状图。
9. 创建"各科室的平均工资和人数"散点图，数据点面积代表人数。
10. 创建"业务成绩平均值"仪表，最小值为 0、最大值为 100、目标值为 85。
11. 创建"医生姓名、性别、学位、职称"多行卡。
12. 创建包含医生姓名、性别、年龄等多个字段的表。
13. 创建"按职称和性别统计医生人数"矩阵。

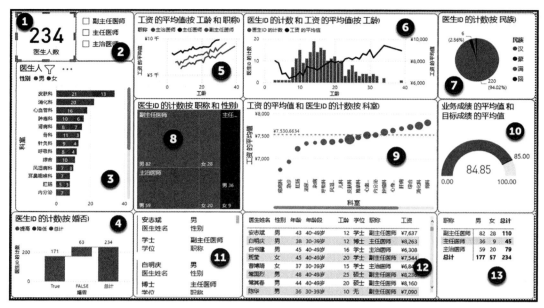

图 6-1-1 "医生信息"报表页

【实现过程】

一、从 Excel 中导入数据表

打开 Power BI Desktop,单击"主页"选项卡 >"数据"组 >"Excel 工作簿"命令,打开"实例 1 从 Excel 到 Power BI.xlsx"工作簿,在"导航器"对话框中,选中"医生"表,单击"加载"按钮,如图 6-1-2 所示,导入数据。

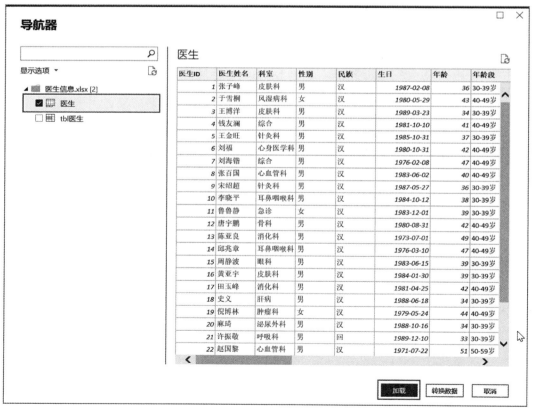

图 6-1-2 "导航器"对话框

数据加载后，进入报表视图，单击工作区左侧的"数据视图"图标，在"数据视图"窗口中可查看"医生"表的内容，如图 6-1-3 所示。

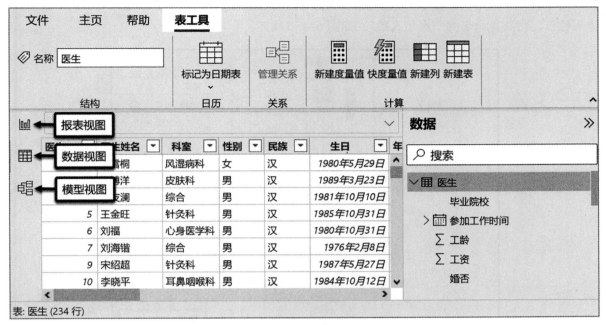

图 6-1-3　数据视图

二、Power BI 常用视觉对象设计

1. 创建"医生人数"卡片图

（1）单击"报表视图"图标，进入"报表视图"，单击窗口右侧的"可视化"窗格 >"生成视觉对象"选项卡 >"卡片图"图标，在画布中创建"卡片图"视觉对象，如图 6-1-4 所示。

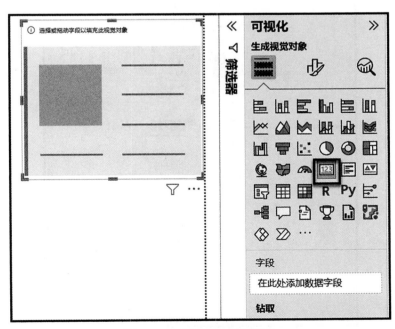

图 6-1-4　"卡片图"视觉对象

（2）使"卡片图"视觉对象处于选中状态，在窗口右侧的"数据"窗格中，展开"医生"表的字段列表，将"医生 ID"字段拖拽到"可视化"窗格 >"生成视觉对象"选项卡 >"卡片图"视觉对象的"字段"属性框中，该字段默认的计算方式是计数，显示为"医生 ID 的计数"，双击该属性框，将其重命名为"医生人数"，如图 6-1-5 所示。

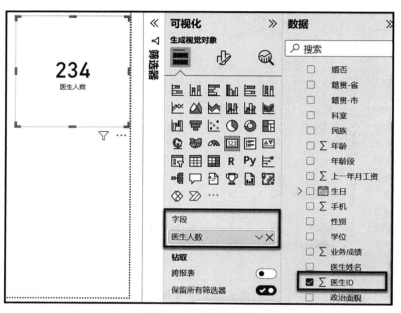

图 6-1-5　卡片图设计

（3）通过"可视化"窗格中的"设置视觉对象格式"选项卡，可以根据需要设置视觉对象的属性和格式，如图 6-1-6 所示。

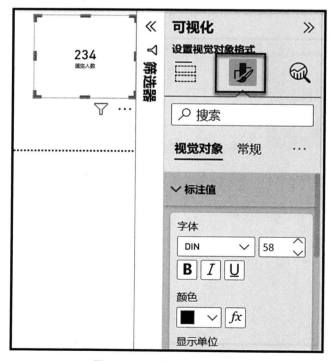

图 6-1-6　设置视觉对象格式

（4）调整"卡片图"视觉对象的大小和位置。

2. 创建"职称"切片器

（1）单击画布的空白区域，确保未选中任何视觉对象，单击"可视化"窗格中的"切片器"图标，在画布中添加"切片器"视觉对象。

（2）将"数据"窗格的"医生"表中的"职称"字段拖拽到"可视化"窗格＞"切片器"视觉对象的"字段"属性框中，此时画布中的切片器就显示出所有职称类别，如图 6-1-7 所示。可以通过"设置视觉对象格式"选项卡，调整切片器的显示效果。

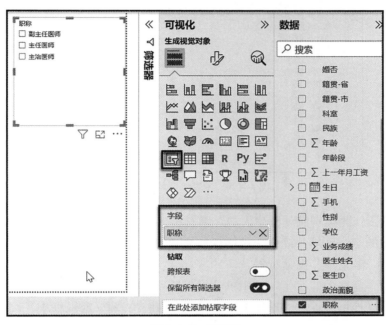

图 6-1-7　切片器

3. 创建"按科室和性别统计医生人数"堆积条形图

（1）单击画布的空白区域，确保未选中任何视觉对象，单击"可视化"窗格＞"堆积条形图"图标，在画布中添加"堆积条形图"视觉对象。

（2）将"数据"窗格的"医生"表中的"科室"字段拖拽到"可视化"窗格＞"堆积条形图"视觉对象的"Y 轴"属性框中，将"医生 ID"字段拖拽到"X 轴"属性框中，将"性别"字段拖拽到"图例"属性框中，如图 6-1-8 所示。

（3）在"可视化"窗格＞"设置视觉对象格式"选项卡＞"视觉对象"页＞"条形"＞"颜色"项下，将"女"的颜色改为红色，"男"的颜色保持为默认颜色；单击并启用"数据标签"栏右侧开关，以显示人数。"堆积条形图"视觉对象显示出各科室、不同性别的医生人数，如图 6-1-9 所示。

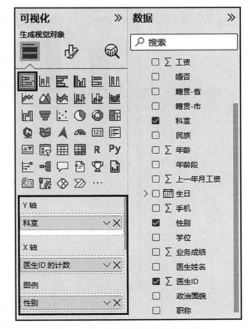

图 6-1-8　堆积条形图数据字段

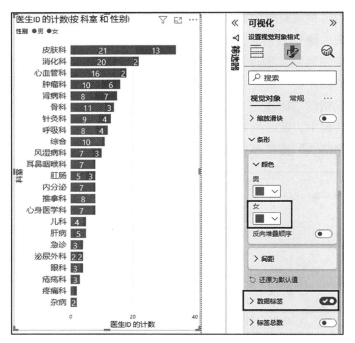

图 6-1-9　设置视觉对象格式

4. 创建"以婚否作为类别统计医生人数"瀑布图

（1）单击画布的空白区域，确保未选中任何视觉对象，单击"可视化"窗格＞"瀑布图"图标，在画布中添加"瀑布图"视觉对象。

（2）将"数据"窗格的"医生"表中的"婚否"字段拖拽到"可视化"窗格＞"瀑布图"视觉对象的"类别"属性框中，将"医生 ID"字段拖拽到"Y 轴"属性框中，"瀑布图"视觉对象就展现了不同婚姻状态医生的人数和总人数，如图 6-1-10 所示。

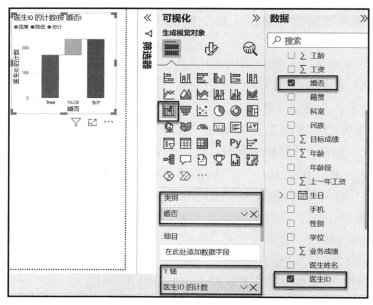

图 6-1-10　瀑布图

5. 创建"不同职称、不同工龄的平均工资"折线图

（1）单击画布的空白区域，确保未选中任何视觉对象，单击"可视化"窗格＞"折线图"图标，在画布中添加"折线图"视觉对象。

（2）将"数据"窗格的"医生"表中的"工龄"字段拖拽到"可视化"窗格＞"折线图"视觉对象中的"X 轴"属性框中；将"工资"字段拖拽到"Y 轴"属性框中，默认的计算方式是对工资求和，单击属性框右侧下拉箭头，更改为"平均值"；将"职称"字段拖拽到"图例"属性框中。"折线图"视觉对象显示了不同职称、不同工龄的平均工资情况，如图 6-1-11 所示。

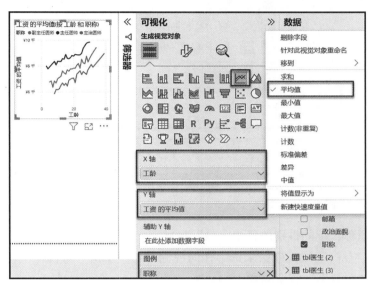

图 6-1-11　折线图

6. 创建"不同工龄的医生人数和平均工资"折线和簇状柱形图

（1）单击画布的空白区域，确保未选中任何视觉对象，单击"可视化"窗格＞"折线和簇状柱形图"图标，在画布中添加"折线和簇状柱形图"视觉对象。

（2）将"数据"窗格的"医生"表中的"工龄"字段拖拽到"可视化"窗格＞"折线和簇状柱形图"视觉对象的"X 轴"属性框中；将"医生 ID"字段拖拽到"列 Y 轴"属性框中，作为柱形图的数据；将"工资"字段拖拽到"行 Y 轴"属性框中，将计算方式改为"平均值"，作为折线图的数据。"折线和簇状柱形图"视觉对象显示为不同工龄的医生人数和平均工资，如图 6-1-12 所示。

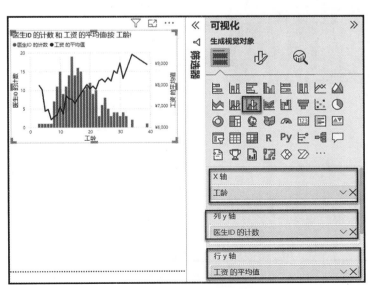

图 6-1-12　折线和簇状柱形图

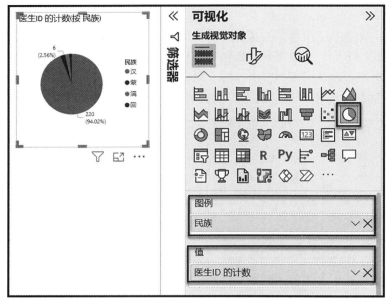

图 6-1-13 饼图

7. 创建"各民族医生人数"饼图

（1）单击画布的空白区域，确保未选中任何视觉对象，单击"可视化"窗格 >"饼图"图标，在画布中添加"饼图"视觉对象。

（2）将"数据"窗格的"医生"表中的"民族"字段拖拽到"可视化"窗格 >"饼图"视觉对象的"图例"属性框中，将"医生 ID"字段拖拽到"值"属性框中，"饼图"视觉对象显示出各民族医生人数占比情况，如图 6-1-13 所示。

8. 创建"各类职称、不同性别的医生人数"树状图

（1）单击画布的空白区域，确保未选中任何视觉对象，单击"可视化"窗格 >"树状图"图标，在画布中添加"树状图"视觉对象。

（2）将"数据"窗格的"医生"表中的"职称"字段拖拽到"可视化"窗格 >"树状图"视觉对象的"类别"属性框中，将"性别"字段拖拽到"详细信息"属性框中，将"医生 ID"字段拖拽到"值"属性框中。在"可视化"窗格 >"设置视觉对象格式"选项卡 >"视觉对象"页 >"数据标签"栏下，单击其右侧开关，启用数据标签，以显示各类医生人数。"树状图"视觉对象显示出各类职称、不同性别的医生人数情况，如图 6-1-14 所示。

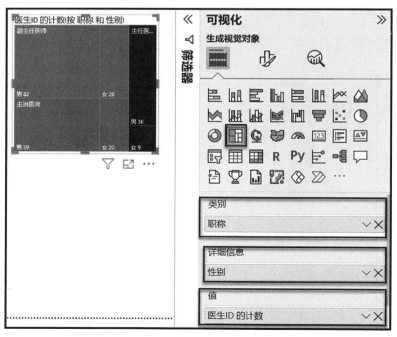

图 6-1-14 树状图

9. 创建"各科室的平均工资和人数"散点图

（1）单击画布的空白区域，确保未选中任何视觉对象，单击"可视化"窗格 >"散点图"图标，在画布中添加"散点图"视觉对象。

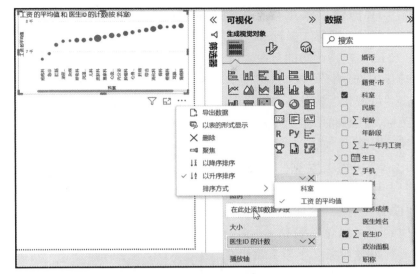

图 6-1-15　散点图

（2）将"数据"窗格的"医生"表中的"科室"字段拖拽到"可视化"窗格"散点图"视觉对象的"X轴"属性框中；将"工资"字段拖拽到"Y轴"属性框中，将计算方式改为"平均值"；将"医生 ID"字段拖拽到"大小"属性框中。

（3）单击"散点图"视觉对象右上角（或者右下角）的"…"图标，选中"以升序排序"，并设置"排序方式"为"工资的平均值"。散点图显示出各科室的平均工资和人数情况，如图 6-1-15 所示。

10. 创建"业务成绩平均值"仪表

（1）单击画布的空白区域，确保未选中任何视觉对象，单击"可视化"窗格 >"仪表"图标，在画布中添加"仪表"视觉对象。

（2）将"数据"窗格的"医生"表中的"业务成绩"字段拖拽到"可视化"窗格 >"仪表"视觉对象的"值"属性框中，将计算方式改为"平均值"。

（3）在"可视化"窗格 >"设置视觉对象格式"选项卡 >"视觉对象"页 >"测量轴"栏下，设置最小值为 0，最大值为 100，目标值为 85。"仪表"视觉对象将显示业务成绩的平均值和上述指标，如图 6-1-16 所示。

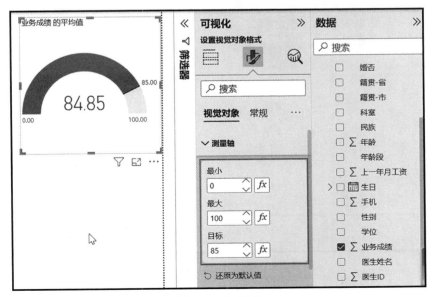

图 6-1-16　仪表

11. 创建"医生姓名、性别、学位、职称"多行卡

（1）单击画布的空白区域，确保未选中任何视觉对象，单击"可视化"窗格 > "多行卡"图标，在画布中添加"多行卡"视觉对象。

（2）将"数据"窗格的"医生"表中的"医生姓名""性别""学位""职称"字段拖拽到"可视化"窗格 > "多行卡"视觉对象"字段"属性框中，"多行卡"视觉对象显示出医生信息，如图 6-1-17 所示。

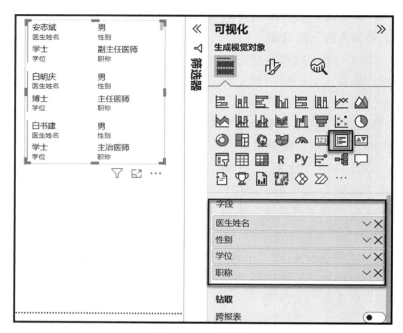

图 6-1-17 多行卡

12. 创建包含多个字段的表

（1）单击画布的空白区域，确保未选中任何视觉对象，单击"可视化"窗格 > "表"图标，在画布中添加"表"视觉对象。

（2）将"数据"窗格的"医生"表中的"医生姓名""性别""年龄""年龄段""工龄""学位""职称""工资"字段拖拽到"可视化"窗格 > "表"视觉对象"列"属性框中，所有字段均设置为"不汇总"。"表"视觉对象显示出医生信息，如图 6-1-18 所示。

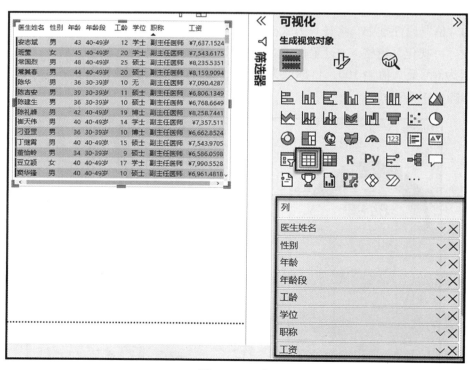

图 6-1-18 表

13. 创建"按职称和性别统计医生人数"矩阵

（1）单击画布的空白区域，确保未选中任何视觉对象，单击"可视化"窗格 > "矩阵"图标，在画布中添加"矩阵"视觉对象。

（2）将"数据"窗格的"医生"表中的"职称"字段拖拽到"可视化"窗格 > "矩阵"视觉对象"行"属性框中，将"性别"字段拖拽到"列"属性框中，将"医生 ID"字段拖拽到"值"属性框中。"矩阵"视觉对象显示出按职称和性别统计的医生人数，如图 6-1-19 所示。

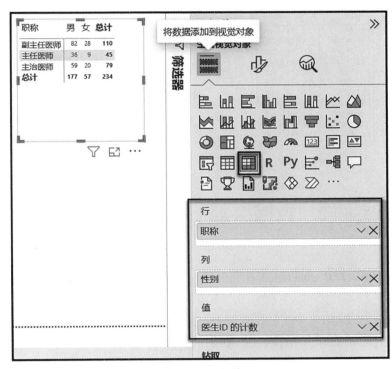

图 6-1-19　矩阵

【知识点】

1. 在 Power BI 报表页中，不同视觉对象的数据可以交互筛选。

2. 更改视觉对象类型：在画布选中一个视觉对象，在"可视化"窗格 > "生成视觉对象"选项卡中，单击其他视觉对象图标即可。

3. 不同的视觉对象适用于不同的场景。例如，"卡片图"用于突出展示重要的单一信息，如医生人数、增长率等；"多行卡"用于展示多个指标的数据；"矩阵"的功能与 Excel 中的"数据透视表"类似。"饼图""环形图""树状图""瀑布图"可用于显示总、分结构数据。条形图和柱形图有多种视觉对象，可用于对比不同类别的数量或占比的差异；"折线图"可用于表示趋势；"散点图"可展示两列数值之间的关系；"仪表"可显示当前值与最大值、最小值、目标值的关系。

【思考与练习】

以"实例 1\ 思考与练习 – 患者信息.xlsx"工作薄为数据源，在 Power BI Desktop 中，创建"患者信息"报表页，包括卡片图、环形图、百分比堆积柱形图、切片器、矩阵和堆积面积图，如图 6-1-20 所示。

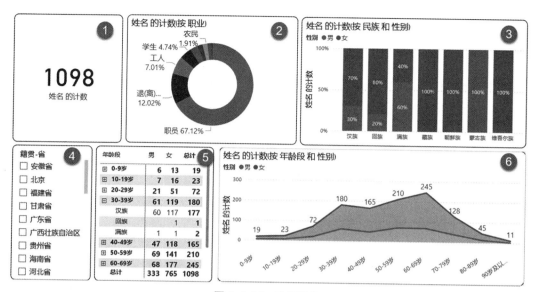

图 6-1-20 患者信息

实例 2 数据探索——层次结构与钻取

【实例说明】

本实例讲授在 Power BI Desktop 可视化分析中实现层次钻取的方法。

【操作要求】

"第 6 章 Power BI 视觉对象 \ 1 实例练习 \ 实例 2\ 数据探索.pbix"文件中包含"tbl 医生"表，请在报表页中创建簇状条形图，实现按"省份""地市"籍贯分级查看医生人数，如图 6-2-1 所示。

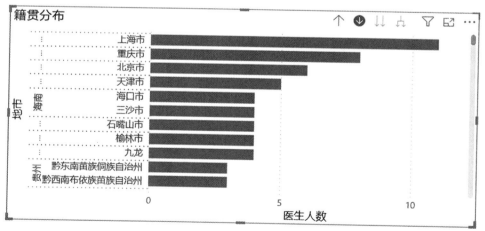

图 6-2-1 实例 2 效果图

【解题思路】

创建由"省份""地市"字段构成的层次结构，分级查看。

【实现过程】

1. 创建层次结构

（1）打开"实例 2\ 数据探索.pbix"，在右侧"数据"窗格中展开"tbl 医生"表，右键单击

"省份"字段，在弹出的菜单中选择"创建层次结构"，"tbl 医生"表中会新增"省份 层次结构"，如图 6-2-2 所示。

（2）右键单击"地市"字段，在弹出的菜单中选择"添加到层次结构">"省份 层次结构"，如图 6-2-3 所示，将"地市"字段添加至"省份 层次结构"。

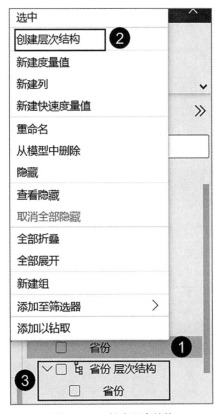

图 6-2-2　创建层次结构

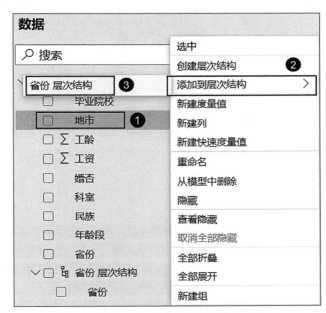

图 6-2-3　添加"地市"字段至层次结构

2. 设计报表

（1）进入"报表视图"，单击"可视化"窗格>"生成视觉对象"选项卡>"簇状条形图"视觉对象，在画布上添加"簇状条形图"视觉对象。选中此视觉对象，将"省份 层次结构"拖入"Y 轴"属性框中，将"医生 ID"字段拖入"X 轴"属性框中。双击"X 轴"属性框中的"医生 ID 的计数"进行重命名，将其修改为"医生人数"，如图 6-2-4 所示。

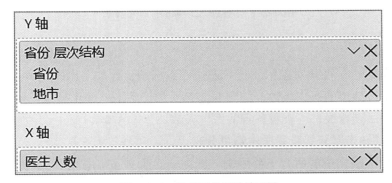

图 6-2-4　视觉对象属性的设置

（2）单击"可视化"窗格＞"设置视觉对象格式"选项卡＞"常规"，展开"标题"项，修改"文本"属性框内容为"籍贯分布"，如图6-2-5所示。

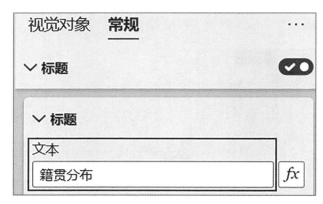

图 6-2-5　修改视觉对象的标题

3. 启用视觉对象的"深化模式"

选中"簇状条形图"视觉对象，单击右上角"向下钻取"图标↓，如图6-2-6所示，启用该视觉对象的"深化模式"，"向下钻取"图标将变为"深化模式"图标●。

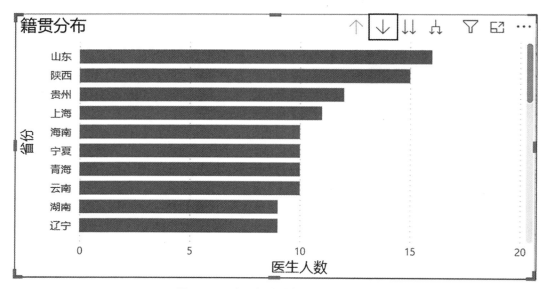

图 6-2-6　启用视觉对象的"深化模式"

4. 实现钻取分析

单击"簇状条形图"视觉对象中的任一省份的数据条，比如"山东"，可沿着层次结构向下钻取，查看该省中各地市的医生人数，如图6-2-7所示。单击"深化模式"图标●左侧的"向上钻取"图标↑，返回到省级，可查看各省的医生人数。

5. 按"省份""地市"分级查看医生籍贯分布

单击"展开层次结构中的所有下移级别"图标山，即可按"省份""地市"分级查看医生籍贯分布，结果如图6-2-1所示。

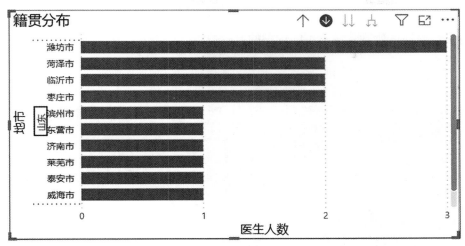

图 6-2-7　实现钻取分析

【知识点】

1. 层次结构

层次结构是指按一定顺序排列的若干字段的组合，一般用于表示具有父子关系的数据，例如："医院 > 科室""省份 > 地市 > 区县"等。层次结构便于在不同层次间进行钻取和分析。

2. 钻取

钻取包括向下钻取和向上钻取。向下钻取是指从汇总结果查看明细数据的操作；向上钻取是指从明细数据查看汇总结果的操作。

【思考与练习】

"实例 2\ 思考与练习 – 患者人口统计.pbix"文件包含"tbl 患者"表，请基于表中"区域""省份""地市"字段创建层次结构，设计一个能对患者地区分布情况进行钻取的报表，如图 6-2-8 所示。

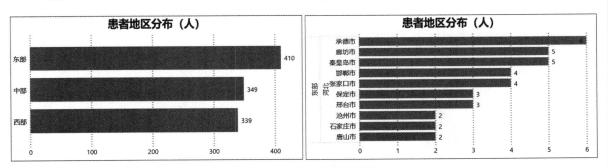

图 6-2-8　思考与练习效果图

实例 3　患者地理分布——工具提示页和跨页钻取

【实例说明】

本实例讲授工具提示页的功能和跨页钻取的方法。

【操作要求】

一、工具提示页

"第 6 章 Power BI 视觉对象 \1 实例练习 \ 实例 3\ 患者地理分布 – 练习.pbix"文件中包含患

者信息，在"患者地理分布"报表页的"树状图"视觉对象上，实现如下效果：鼠标移动到某个地区时，将显示该地区所管辖城市不同性别的患者数量，如图 6-3-1 所示。

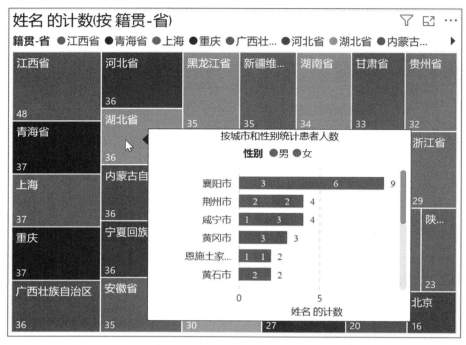

图 6-3-1　按籍贯显示所管辖城市不同性别的患者数量

二、跨页钻取

在"患者概览"报表页的环形图、矩阵、堆积条形图等视觉对象的数据点上单击右键，基于"籍贯 – 省""中医诊断""年龄段"字段，通过"钻取"命令实现在"患者详细信息"报表页中跨页钻取患者的详细信息。例如，右键单击环形图视觉对象的"江西省"数据点，可使用"钻取"命令在"患者详细信息"报表页中查看该省患者，如图 6-3-2 所示。

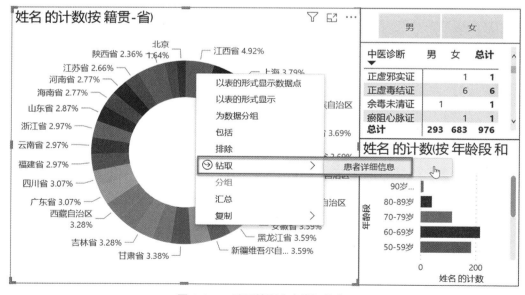

图 6-3-2　跨页钻取患者详细信息

【实现过程】

一、工具提示页

1. 设计"工具提示"报表页

（1）打开"患者地理分布 – 练习.pbix"文件，"按城市和性别统计患者人数"报表页为空白，展开"可视化"窗格 >"设置页面格式"选项卡 >"画布设置"栏，将"类型"属性设置为"工具提示"，如图 6-3-3 所示。

（2）单击"可视化"窗格 >"生成视觉对象"选项卡 >"堆积条形图"视觉对象，在画布中添加"堆积条形图"视觉对象。

（3）将"数据"窗格中的"籍贯 – 市"字段拖拽到"堆积条形图"视觉对象的"Y 轴"属性框中；拖拽"姓名"字段到"X 轴"属性框中，其默认的计算方式为计数；拖拽"性别"字段到"图例"属性框中。如图 6-3-4 所示。调整该视觉对象充满画布。

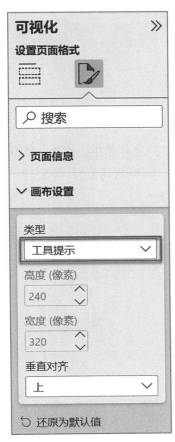

图 6-3-3　画布类型设置

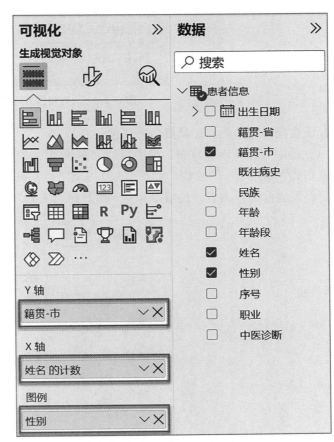

图 6-3-4　设置视觉对象属性值

（4）在此报表页空白处单击以设置页面格式，展开"可视化"窗格 >"设置页面格式"选项卡 >"页面信息"栏，启用"允许用作工具提示"，如图 6-3-5 所示。

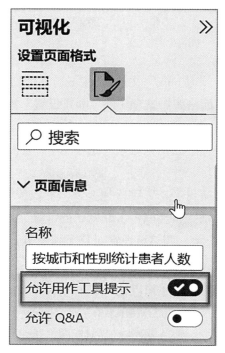

图 6-3-5　允许用作工具提示

2. 设置视觉对象的"工具提示"属性

（1）选中"患者地理分布"报表页的"树状图"视觉对象，展开"可视化"窗格＞"设置视觉对象格式"选项卡＞"常规"页＞"工具提示"栏，可见"类型"属性默认值为"报表页"，设置"页码"属性为报表页"按城市和性别统计患者人数"，如图 6-3-6 所示。

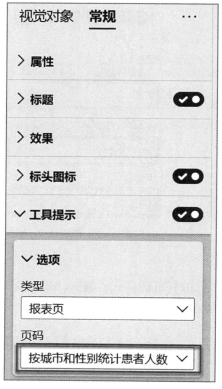

图 6-3-6　设置"页码"

（2）将鼠标移动到"树状图"视觉对象的某个地区时，即可通过工具提示页显示该地区所管辖城市不同性别的患者数量信息。

二、跨页钻取

1. 为钻取的结果页添加钻取字段

在"患者详细信息"报表页中，将"籍贯－省""年龄段""中医诊断"三个字段拖拽至"可视化"窗格 >"生成视觉对象"选项卡 >"钻取"栏 >"在此处添加钻取字段"属性框中，结果如图 6-3-7 所示。

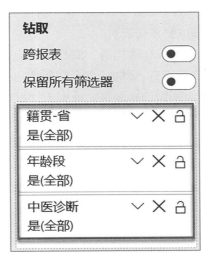

图 6-3-7　添加钻取字段

2. 跨页钻取结果

在"患者概览"报表页中，右键单击相应数据点，可以按"籍贯－省""年龄段""中医诊断"实现跨页钻取患者详细信息。通过"江西省"数据点进行的跨页钻取结果如图 6-3-8 所示。

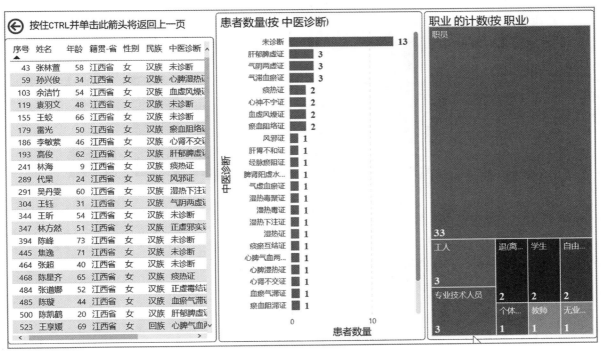

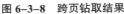

图 6-3-8　跨页钻取结果

【知识点】

1. 对于要用作工具提示的报表页，在"可视化"窗格 >"设置页面格式"选项卡 >"页面信息"栏下，启用"允许用作工具提示"后，其他报表页中的视觉对象均可在"工具提示"栏的"页码"属性中选择该页，实现工具提示页的功能。

2. 对于没有启用"工具提示页"的视觉对象，鼠标移动到该视觉对象的数据点上时，将显示该视觉对象所引用的字段内容。如果需要显示其他字段的内容，则可将一个或多个字段拖拽至"可视化"窗格 >"生成视觉对象"选项卡 >该视觉对象的"工具提示"属性框中。

3. 用作钻取结果的报表页的"在此处添加钻取字段"属性框中可以添加多个字段，其他报表页中的视觉对象可通过这些字段钻取到该报表页。

4. 如果启用钻取结果页的"保留所有筛选器"属性，则会把当前使用钻取功能的数据点所应用的筛选条件也将应用到钻取的目标页。例如，在"患者详细信息"报表页中启用"保留所有筛选器"，在"患者概览"报表页中使用切片器筛选性别为"男"的患者，对环形图中"江西省"数据点进行跨页钻取，结果页中的数据也被应用性别为"男"的筛选。

5. 钻取到结果页后，可按住 CTRL 并单击报表页左上角的箭头 ⊝，返回到上一页。

【思考与练习】

打开"实例 3\ 思考与练习.pbix"文件，在"学历情况"报表页中，使用"簇状柱形图"视觉对象实现按学历统计人数，将该报表页用作"科室概况"报表页中所有视觉对象的工具提示页，效果如图 6-3-9 所示。

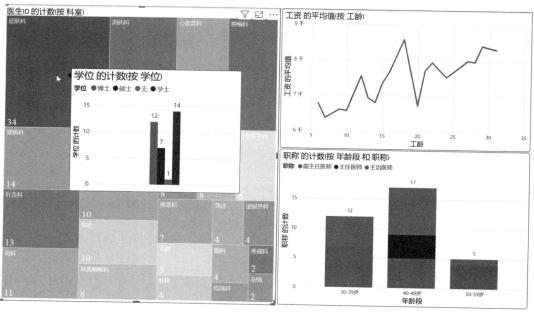

图 6-3-9　按科室显示学位情况工具提示页

以"详细信息"报表页为结果页，实现"科室概况"报表页中所有视觉对象按科室、年龄段、工龄字段跨页钻取，并能将筛选条件传递到钻取的结果页。

Power BI 数据建模

扫一扫，查阅本章数字资源，含 PPT、音视频、图片等

Power BI 通过数据建模，可建立和维护多个表之间的关系，确保跨表数据筛选和可视化分析的准确性。

本章将通过 4 个实例分别介绍模型视图、计算列、度量值、导入视觉对象的用法。

本章实例练习与答案文件位于"实例与练习 \ 第 7 章 Power BI 数据建模"文件夹中。

实例 1　管理表间关系——模型视图

【实例说明】

本实例讲授在 Power BI Desktop 中设计数据模型并实现跨表筛选的方法。

【操作要求】

"第 7 章 Power BI 数据建模 \ 1 实例练习 \ 实例 1\ 管理表间关系.xlsx"中包含"tbl 医生""tbl 患者""tbl 病历""tbl 患者账户"4 张工作表，基于这些数据，设计 Power BI 报表页，要求在"切片器"视觉对象中选择某些医生后，在"卡片图"视觉对象中显示这些医生诊疗的病历数，在"表"视觉对象中可查看该医生诊治病人的信息，如图 7-1-1 所示。

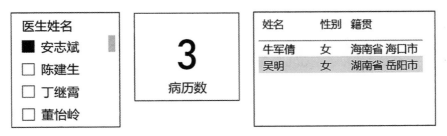

图 7-1-1　实例 1 效果图

【解题思路】

在"模型视图"中建立表间关系，设置"tbl 医生"表与"tbl 病历"表之间的关系为单向筛选、"tbl 患者"表与"tbl 病历"表之间的关系为双向筛选。

【实现过程】

1. 连接 Excel 文件

启动 Power BI Desktop，单击"主页"选项卡 >"数据"组 >"Excel 工作簿"命令，如图 7-1-2 所示。在"打开"对话框中选择"管理表间关系.xlsx"，单击"打开"按钮。

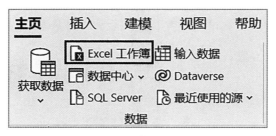

图 7-1-2　连接 Excel 文件

2. 加载工作表

在"导航器"窗口中勾选"tbl 病历""tbl 患者""tbl 患者账户""tbl 医生"工作表，单击"加载"按钮，如图 7-1-3 所示。

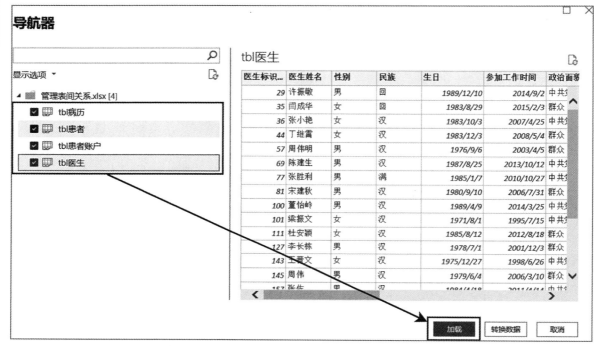

图 7-1-3　加载工作表

3. 查看数据

加载完成后，单击工作区左侧的"数据视图"图标 ▦，进入数据视图，在窗口右侧的"数据"窗格中可见已导入的表，右键单击某表选择"重命名"可修改表名，如图 7-1-4 所示。

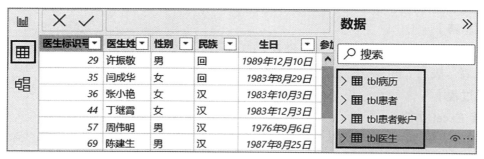

图 7-1-4　查看已导入的表

4. 建立数据模型

（1）单击工作区左侧的"模型视图"图标 ，进入模型视图。在"tbl 患者"表与"tbl 患者账户"表中，均有"患者标识号"字段且数据类型相同，Power BI 自动基于该共有字段，建立了两表"一对一"关系，如图 7-1-5 所示。

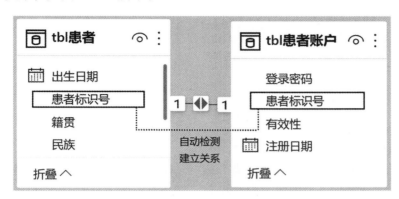

图 7-1-5　自动建立的关系

（2）将"tbl 医生"表的"医生标识号"字段拖拽至"tbl 病历"表的"医生 ID"字段，可建立"tbl 医生"表与"tbl 病历"表的"一对多"关系。同样，将"tbl 患者"表的"患者标识号"字段拖拽至"tbl 病历"表的"患者 ID"字段，可建立"tbl 患者"表与"tbl 病历"表的"一对多"关系，从而得到如图 7-1-6 所示的数据模型。

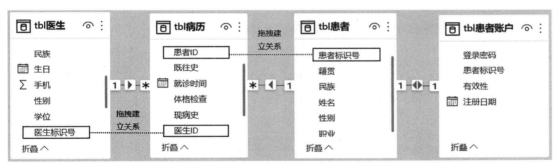

图 7-1-6　数据模型

5. 设计跨表筛选报表

（1）在"报表视图"中，添加"切片器"视觉对象，将"tbl 医生"表中的"医生姓名"字段拖入该视觉对象的"字段"属性框中。添加"卡片图"视觉对象，将"tbl 病历"表中的"病历 ID"字段拖入该视觉对象的"字段"属性框中，默认的计算方式为"计数"，双击将其重命名为"病历数"。添加"表"视觉对象，将"tbl 患者"表的"姓名""性别""籍贯"字段拖入该视觉对象的"列"属性框中。

（2）在"切片器"视觉对象中选中某些医生时，"卡片图"视觉对象会显示"tbl 病历"表中与所选医生相关联的病历数，但"表"视觉对象却始终显示"tbl 患者"表中的所有患者信息，没有被筛选，如图 7-1-7 所示。

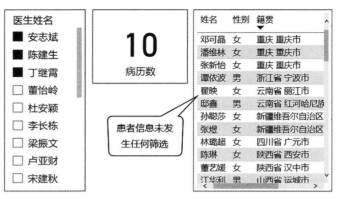

图 7-1-7 跨表筛选

6. 修改关系属性

（1）进入"模型视图"，双击"tbl 患者"表与"tbl 病历"表之间的关系连线，在"编辑关系"对话框中设置"交叉筛选器方向"为"两个"，实现双向筛选，如图 7-1-8 所示。

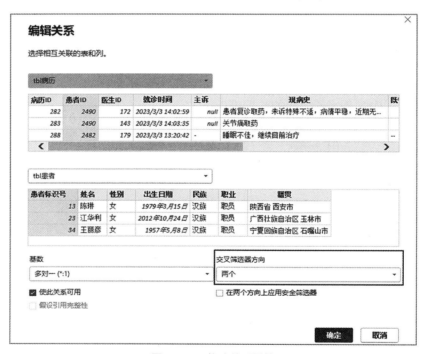

图 7-1-8 修改关系属性

（2）在"模型视图"中可见"tbl 患者"表与"tbl 病历"表之间的关系连线的方向图标已变为双向箭头，如图 7-1-9 所示。

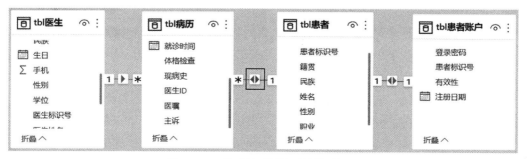

图 7-1-9 修改关系属性后的模型视图

（3）进入"报表视图"，选中"切片器"视觉对象中的医生后，已能筛选"表"视觉对象的患者信息，如图 7-1-10 所示，从而实现从"tbl 医生"表发起，对"tbl 病历"表进行筛选，再根据"tbl 病历"表的筛选结果，进一步筛选"tbl 患者"表，实现跨表数据筛选。

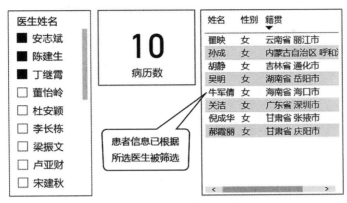

图 7-1-10　实现跨表筛选

【知识点】

1. 连接 Excel 文件

Power BI Desktop 导入 Excel 数据时会为每个工作表创建查询对象并缓存数据，当 Excel 数据发生变化后，单击"主页"选项卡 >"查询"组 >"刷新"命令，可重新加载数据。

如果 Excel 文件位置变化或更名，使用"刷新"命令时，Power BI 会找不到文件而报错。此时可执行"文件" >"选项和设置" >"数据源设置"，在"数据源设置"对话框中单击"更改源 ..."按钮指定新路径，如图 7-1-11 所示。

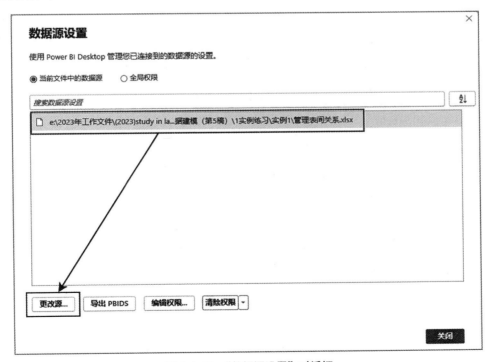

图 7-1-11　"数据源设置"对话框

2. 模型视图

Power BI "模型视图"显示数据模型中所有的表、字段和关系，支持以可视化方式管理关系。

3. 关系属性

（1）基数：指两表间产生联系时关联字段的匹配关系。关系包括一对一、一对多、多对一、多对多四种类型，这些类型都是基于关联字段的直接连接，其中"一对多"和"多对一"本质上是一样的。两个表的关联字段取值均不唯一时，建立的关系类型是"多对多"，但这样可能会导致一些问题，应慎用。除"多对多"关系外，其他关系类型与之前所学的数据库表间关系类似。Power BI 会检测名称和数据类型均相同的共有字段，并自动建立表间关系。

（2）交叉筛选器方向：指在一个表中如何根据关联字段查找另一个表中的匹配行，可设为"单一""两个"两种。"单一"在关系线中是单向箭头，表示只能沿关系连线中的箭头方向从一个表筛选另一个表中的匹配行，反之则不行。"两个"在关系线中是双向箭头，表示关联的两个表中的任意一个表，均可筛选另一个表中的匹配行。

【思考与练习】

1. 导入"实例 1\ 思考与练习 1– 建立模型视图.xlsx"中的数据，其中："tbl 病历"表的"病历 ID"字段与"tbl 药品处方"表的"病历编号"字段、"tbl 药品"表的"药品 ID"字段与"tbl 药品处方"表的"药品编号"字段是共有字段，设计如图 7–1–12 所示的数据模型。

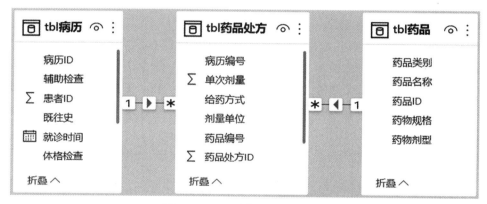

图 7–1–12　思考与练习 1 效果图

2. 导入"实例 1\ 思考与练习 2– 设计跨表查询.xlsx"中的数据，完善模型视图并设计报表页，要求根据"切片器"视觉对象中所选的药品名称，跨表查询使用过该药品的患者信息，如图 7–1–13 所示。

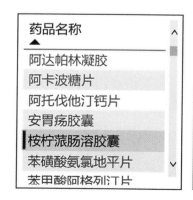
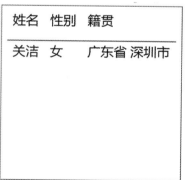

图 7–1–13　思考与练习 2 效果图

实例 2　计算患者的年龄和年龄段——计算列

【实例说明】

本实例讲授在 Power BI Desktop 中建立和使用计算列的方法。

【操作要求】

在"第 7 章 Power BI 数据建模 \ 1 实例练习 \ 实例 2\ 计算患者的年龄和年龄段 .pbix"的"tbl 患者"表中创建"年龄"和"年龄段"两个计算列，结果如图 7-2-1 所示。其中，年龄段划分标准为：童年（0 ～ 6 岁）、少年（7 ～ 17 岁）、青年（18 ～ 40 岁）、中年（41 ～ 65 岁）、老年（66 岁以后）。

患者ID	患者编号	姓名	性别	出生日期	民族	职业	年龄	年龄段
13	812095	陈琳	女	1979年3月15日	汉族	职员	44	中年
23	812081	江华利	女	2012年10月24日	汉族	职员	11	少年
34	812070	王丽彦	女	1957年5月8日	汉族	职员	66	老年
39	812065	倪成华	女	1986年1月14日	汉族	职员	37	青年
48	812056	黎斌杰	女	1985年9月15日	汉族	职员	38	青年

图 7-2-1　患者的年龄和年龄段

【解题思路】

1. 利用 DAX 公式创建计算列，年龄 = 当前年份 – 出生年份。

2. 使用逻辑函数 IF 或 SWITCH 实现年龄分段。

【实现过程】

1. 创建"年龄"计算列

（1）打开"实例 2\ 计算患者的年龄 .pbix"，切换至"数据视图"，选择"tbl 患者"表，执行"表工具"选项卡 > "计算"组 > "新建列"命令，如图 7-2-2 所示。

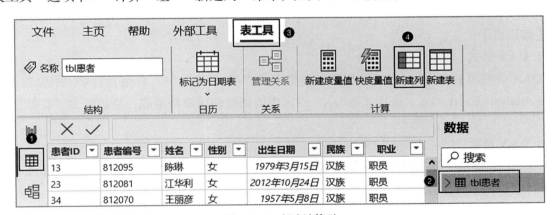

图 7-2-2　新建计算列

（2）在"编辑栏"中输入公式"年龄 =YEAR(TODAY())–YEAR([出生日期])"，其中"="左侧为计算列的名称，"="右侧为计算列的 DAX 表达式。输入完成后，按回车键确认，完成"年龄"计算列的创建，如图 7-2-3 所示。

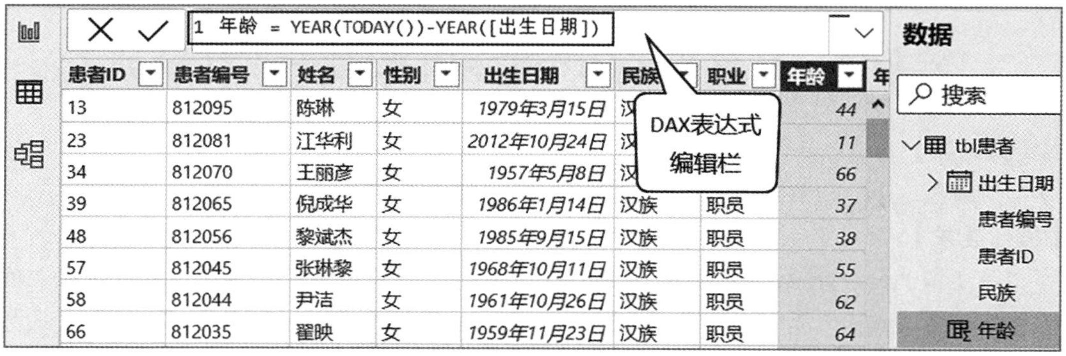

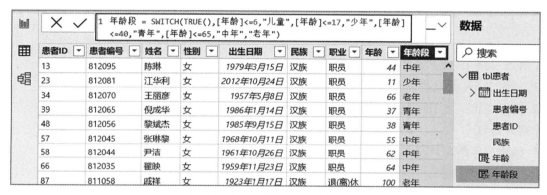

图 7-2-3　创建"年龄"计算列

2. 创建"年龄段"计算列

（1）选择"tbl 患者"表，执行"表工具"选项卡 > "计算"组 > "新建列"命令，创建一个新列。

（2）在"编辑栏"中输入公式"年龄段 = SWITCH(TRUE(),[年龄]<=6," 儿童 ",[年龄]<=17," 少年 ",[年龄]<=40," 青年 ",[年龄]<=65," 中年 "," 老年 ")"，如图 7-2-4 所示。

图 7-2-4　创建"年龄段"计算列

【知识点】

1. DAX 公式

DAX 公式与 Excel 中的公式相似，以英文字符"="开头，"="右侧为 DAX 表达式。DAX（Data Analysis Expression）表达式由 DAX 语言中的函数和运算符组成，也被称为"数据分析表达式"。

2. DAX 函数

Power BI 提供了日期和时间函数、逻辑函数、文本函数、数学函数等 14 大类、超过 250 个 DAX 函数，且常有新的 DAX 函数被发布。常用函数如表 7-2-1 所示。

表 7-2-1　常用函数

类别	函数	说明	示例	结果
日期和时间	TODAY( )	返回当前日期	TODAY( )	系统当前日期
	YEAR(T)	返回日期 T 的年份	YEAR(TODAY( ))	系统当前年份

续表

类别	函数	说明	示例	结果
逻辑	SWITCH(TRUE(),L_1, E_1, L_2, E_2, …[,\<ELSE>])	按顺序计算逻辑表达式 L_i，如果为 TRUE，则返回对应的表达式 E_i。[,\<ELSE>] 参数为可选项，当所有的 L_i 均为 FALSE 时，返回此参数	SWITCH(TRUE(),[成 绩]>=90," 优秀 ",[成绩]>=60," 合格 "," 不合格 ")	"成绩"字段如果大于等于 90，则返回"优秀"；如果小于 90 且大于等于 60，则返回"合格"；否则返回"不合格"
	SWITCH(E_0,V_1, E_1, V_2, E_2, …[,\<ELSE>])	根据 E_0 匹配值列表 V_i，并返回相应表达式 E_i 的结果。[,\<ELSE>] 参数用法同上	SWITCH([季 度],1,"1 季度 ", 2,"2 季度 ", 3,"3 季度 ",4,"4 季度 ")	根据"季度"字段的取值，返回相应的季度名称
	IF(L, E_1, E_2)	如果条件 L 为 TRUE，则返回 E_1，否则返回 E_2	IF(5>3,"A","B")	"A"
数学	ROUND(N,I)	将数值 N 舍入到 I 指定的位数	ROUND(3.1415,2)	3.14
文本	MID(S,I_1,I_2)	从文本字符串 S 中返回 I_1 位置开始、长度为 I_2 的字符串	MID("abcde",2,3)	"bcd"
	SEARCH(S_1,S_2)	按从左至右的读取顺序，返回 S_1 在 S_2 中首次出现时的起始字符位置，不区分大小写	SEARCH("Line","WriteLine")	6

注：T 表示日期型表达式，L 表示逻辑型表达式，E 表示各类表达式，I 表示整数型表达式，N 表示数值型表达式，S 表示字符型表达式。

3. DAX 对表和列的引用格式

表的名称两侧须用英文单引号标识，例如 "'tbl 医生 '" 表示 "tbl 医生" 表。字段或计算列的名称两侧须用英文方括号标识，例如 "[出生日期]" 表示 "出生日期" 字段。若引用特定表中的字段或计算列，须附加表名作为前缀，例如 "'tbl 医生 '[工资]" 表示 "tbl 医生" 表中的 "工资" 字段。

【思考与练习】

打开 "实例 2\ 思考和练习 – 计算医生工龄和职称级别.pbix"，在 "tbl 医生" 表中依据 "参加工作时间" "职称" 字段，分别建立 "工龄" "职称级别" 两个计算列。"职称级别" 计算列的分类标准为：高级（主任医师、副主任医师）、中级（主治医师）、初级（住院医师），如图 7-2-5 所示。

医生ID	证件号	医生姓名	性别	参加工作时间	科室	职称	工龄	职称级别
29	1413	许振敬	男	2014年9月2日	呼吸科	副主任医师	9	高级
35	1515	闫成华	女	2015年2月3日	心血管科	住院医师	8	初级
36	705	张小艳	女	2007年4月25日	肾病科	副主任医师	16	高级
44	806	丁继霞	女	2008年5月4日	耳鼻咽喉科	副主任医师	15	高级
57	302	周伟明	男	2003年4月5日	心血管科	主治医师	20	中级
69	1312	陈建生	男	2013年10月12日	消化科	副主任医师	10	高级
77	1007	张胜利	男	2010年10月27日	消化科	副主任医师	13	高级
81	604	宋建秋	男	2006年7月31日	消化科	主治医师	17	中级
100	1414	董怡岭	男	2014年3月25日	心血管科	副主任医师	9	高级
101	9519	梁振文	女	1995年7月15日	风湿病科	主治医师	28	中级
111	1211	杜安颖	女	2012年8月18日	皮肤科	副主任医师	11	高级
127	101	李长栋	男	2001年12月3日	皮肤科	主任医师	22	高级
143	9820	王晋文	女	1998年6月26日	骨科	副主任医师	25	高级

搜索

∨ ▦ tbl 医生
　› ▦ 参加工作时间
　▦ 工龄
　科室
　性别
　医生姓名
　∑ 医生ID
　∑ 证件号
　职称
　▦ 职称级别

图 7-2-5　思考和练习效果图

实例 3　计算医生工资合计——度量值

【实例说明】

本实例讲授在 Power BI Desktop 中创建和使用度量值的方法。

【操作要求】

在"第 7 章 Power BI 数据建模 \ 1 实例练习 \ 实例 3\ 计算医生工资合计.pbix"的"tbl 医生"表中，创建"工资合计"和"年工资合计"两个度量值，分别计算医生的工资之和、年工资之和，并在报表中查看这两个度量值在所选科室上的计算结果，如图 7-3-1 所示。

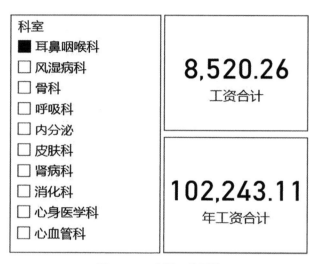

图 7-3-1　实例 3 效果图

【解题思路】

1. 用 SUM 函数计算医生的工资合计。

2. 用 SUMX 函数计算医生的年工资合计，年工资 = 月工资 *12。

【实现过程】

1. 创建"工资合计"度量值

（1）打开"实例 3\ 计算医生工资合计.pbix"，切换至"数据视图"，选中"tbl 医生"表，单击"表工具"选项卡 >"计算"组 >"新建度量值"命令，如图 7-3-2 所示。

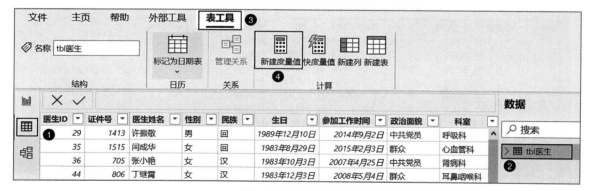

图 7-3-2　新建度量值

（2）在"编辑栏"输入公式"工资合计 = SUM('tbl 医生 ' [工资])"，按回车键确认，完成"工资合计"度量值创建。在右侧"数据"窗格的"tbl 医生"表中，可看到用图标▦标识的"工资合计"度量值，如图 7-3-3 所示。

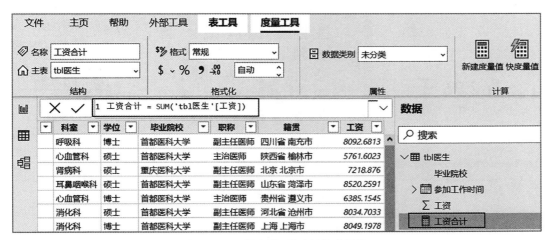

图 7-3-3　创建"工资合计"度量值

2. 创建"年工资合计"度量值

单击"主页"选项卡 >"计算"组 >"新建度量值"命令，在"编辑栏"中输入公式"年工资合计 = SUMX('tbl 医生 ', [工资]*12)"，按回车键确认，完成"年工资合计"度量值创建。在右侧"数据"窗格的"tbl 医生"表中，可看到新增的"年工资合计"度量值，如图 7-3-4 所示。

科室	学位	毕业院校	职称	籍贯	工资
呼吸科	博士	首都医科大学	副主任医师	四川省 南充市	8092.6813
心血管科	硕士	首都医科大学	主治医师	陕西省 榆林市	5761.6023
肾病科	硕士	重庆医科大学	副主任医师	北京 北京市	7218.876
耳鼻咽喉科	硕士	首都医科大学	副主任医师	山东省 菏泽市	8520.2591
心血管科	博士	首都医科大学	主治医师	贵州省 遵义市	6385.1545
消化科	硕士	首都医科大学	副主任医师	河北省 沧州市	8034.7033
消化科	博士	首都医科大学	副主任医师	上海 上海市	8049.1978
消化科	硕士	首都医科大学	主治医师	北京 北京市	5556.8219
心血管科	硕士	首都医科大学	副主任医师	重庆 重庆市	7804.0756
风湿病科	硕士	中国协和医科大学	主治医师	天津 天津市	5302.5101
皮肤科	博士	首都医科大学	副主任医师	陕西省 安康市	8217.9061
皮肤科	博士	首都医科大学	主任医师	海南省 三沙市	9594.1835

图 7-3-4　创建"年工资合计"度量值

3. 查看度量值计算结果

（1）切换至"报表视图"，添加"卡片图"视觉对象，将"工资合计"度量值拖入"字段"属性框中，将显示所有医生的工资合计，如图 7-3-5 所示。

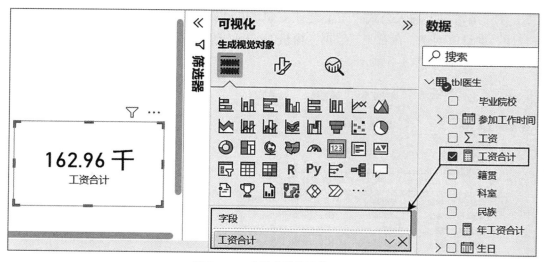

图 7-3-5　查看度量值计算结果

（2）展开"可视化"窗格 >"设置视觉对象格式"选项卡 >"视觉对象"页 >"标注值"栏，将"显示单位"属性框的值由"自动"改为"无"，在标注值中不使用数量单位，如图 7-3-6 所示。

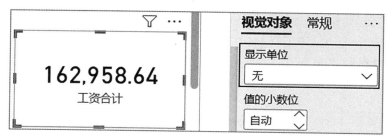

图 7-3-6　修改卡片图视觉对象的"显示单位"属性

（3）再次添加"卡片图"视觉对象，将"年工资合计"度量值拖入"字段"属性框中，将显示所有医生的年工资合计。单击"可视化"窗格 >"设置视觉对象格式"选项卡 >"视觉对象"页 >"标注值"栏，将"显示单位"属性框的值由"自动"改为"无"，如图 7-3-7 所示。

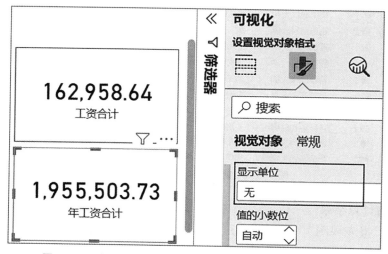

图 7-3-7　创建显示"年工资合计"度量值的卡片图视觉对象

（4）添加"切片器"视觉对象，将"科室"字段拖入"字段"属性框。在"切片器"视觉对象中选中某些科室后，两个"卡片图"视觉对象会同步显示所选科室医生的工资合计和年工资合计，如图 7-3-8 所示。

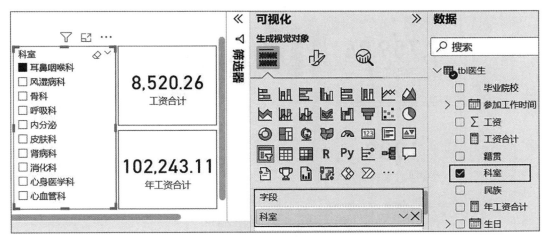

图 7-3-8　查看所选科室的度量值计算结果

【知识点】

1. 度量值是动态计算的公式，其结果会依据上下文改变。例如，当需要在上下文环境中对表中多行数据作聚合计算时，可定义度量值。

2. 度量值与计算列的主要区别。

度量值依据筛选产生的上下文进行计算，计算结果是单一值，会随着筛选结果的变化而变化。计算列是表中的列，为每行生成一个计算值。

3. DAX 聚合函数。

聚合函数也被称为统计函数，用于执行聚合运算。常用聚合函数包括 SUM、AVERAGE、MAX、MIN、COUNT 等，其用法见表 7-3-1。

表 7-3-1　常用 DAX 聚合函数

函数	说明	示例	其他用法类似的聚合函数
SUM(<column>)	对字段 <column> 中的数值进行求和计算	SUM('tbl 医生 '[工资])	AVERAGE、MAX、MIN、COUNT
SUMX(<table>, <expression>)	在表 <table> 上对表达式 <expression> 的值进行求和计算	SUMX('tbl 医生 ', [工资]*12)	AVERAGEX、MAXX、MINX、COUNTX

4. 视觉对象中数字的显示单位设置。

"卡片图""仪表""KPI"等视觉对象中"标注值"的"显示单位"属性默认为"自动"，因此，数字的单位会随着数量级的大小动态调整为"千""百万""十亿""万亿"等。选中视觉对象，展开"可视化"窗格 >"设置视觉对象格式"选项卡 >"视觉对象"页 >"标注值"栏，在"显示单位"属性框中选择"无"，可取消数字的单位。视觉对象的"数据标签""X 轴""Y 轴"等所含数字的显示单位设置方法类似。

【思考与练习】

打开"实例 3\ 思考与练习 – 计算医生平均工资和参加工作最早年份 .pbix"，在"tbl 医生"

表中创建"平均工资"度量值和"参加工作最早年份"度量值,分别计算医生工资的平均值、参加工作最早年份,并在报表中查看这两个度量值的计算结果,如图 7-3-9 所示。

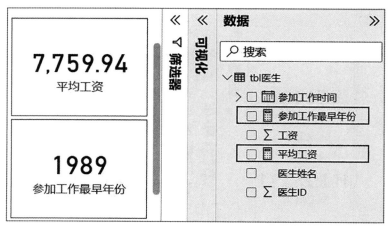

图 7-3-9　思考和练习效果图

实例 4　基于多表数据创建报表——导入视觉对象

【实例说明】

本实例讲授在 Power BI Desktop 中导入视觉对象及基于多表数据创建报表的方法。

【操作要求】

打开"第 7 章 Power BI 数据建模 \ 1 实例练习 \ 实例 4\ 导入视觉对象.pbix",从"实例 4\ 视觉对象"文件夹中,依次导入表 7-4-1 所示的 9 个视觉对象对应的 .pbiviz 文件,设计如图 7-4-1 所示的报表。

表 7-4-1　9 个视觉对象

序号	名称	要求
1	Force-Directed Graph	显示医生和患者的关系:以患者为来源,以医生为目标,连线粗细和颜色代表诊疗的次数
2	Radar Chart	显示各科室患者年龄的最大值和最小值
3	Journey Chart	显示科室、医生和患者的层级关系,线条粗细和节点大小代表诊疗的次数
4	Rotating Tile	轮流显示医生、患者人数及科室数
5	Sankey	显示患者职业与科室之间的对应关系,两者之间数据流向线条的粗细代表诊疗的次数
6	Sunburst	显示医生性别、职称和学历占比
7	Word Cloud	显示患者籍贯分布情况
8	Grid	显示医生、患者和就诊次数
9	Tornado	比较各科室男女医生的人数,科室名按医生人数降序纵向排列,图例按性别取值降序横向排列

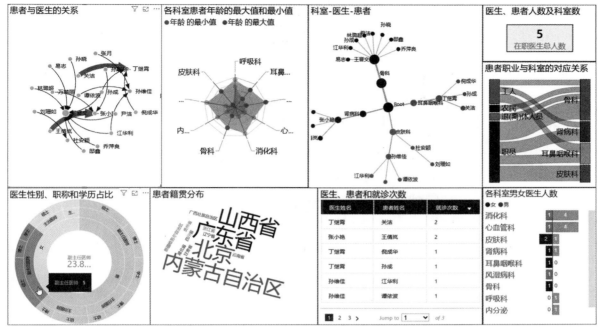

图 7-4-1　实例 4 效果图

【实现过程】

一、数据模型与视觉对象准备

1. 查看数据模型

打开"导入视觉对象.pbix"文件，切换至"模型视图"，可看到数据模型中包含"tbl 医生""tbl 病历""tbl 患者"三张表，其中"tbl 医生"表与"tbl 病历"表已建立"一对多"、单向筛选关系，"tbl 患者"表与"tbl 病历"表已建立"一对多"、双向筛选关系，如图 7-4-2 所示。

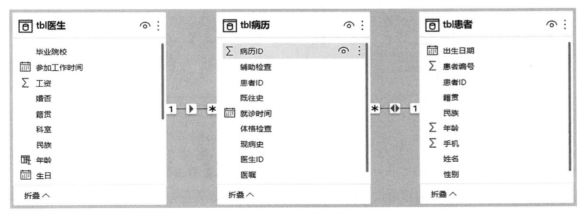

图 7-4-2　查看数据模型

2. 导入外部视觉对象

（1）单击"可视化"窗格 >"生成视觉对象"选项卡 >"…"按钮，在菜单中选择"从文件导入视觉对象"，如图 7-4-3 所示。

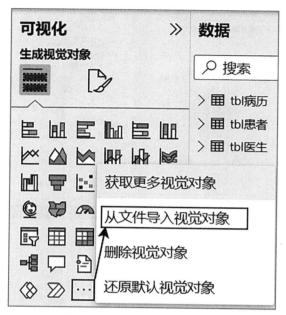

图 7-4-3　从文件导入视觉对象

（2）在"打开"对话框中依次导入"实例 4\ 视觉对象"文件夹中扩展名为".pbiviz"的文件，导入的各个视觉对象图标出现在内置视觉对象图标区域的下方，结果如图 7-4-4 所示。

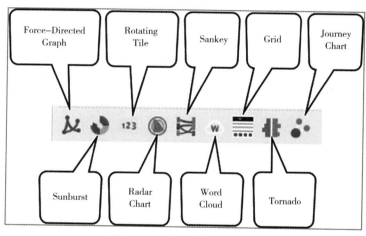

图 7-4-4　导入后的视觉对象

二、创建报表

1. 使用"Force-Directed Graph"视觉对象显示患者和医生的关系

（1）进入"报表视图"，单击"可视化"窗格 >"生成视觉对象"选项卡 >"Force-Directed Graph"视觉对象按钮，创建"Force-Directed Graph"视觉对象。

（2）选中上述"Force-Directed Graph"视觉对象，将"数据"窗格中的"tbl 患者"表"姓名"字段拖入到"可视化"窗格 >"生成视觉对象"选项卡的"源"属性框中，将"tbl 医生"表的"医生姓名"字段拖入"目标"属性框中，将"tbl 病历"表的"病历 ID"字段拖入"称重"属性框中，如图 7-4-5 所示。

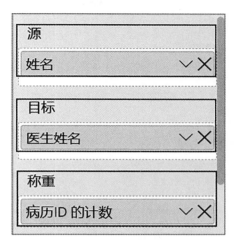

图 7-4-5　Force-Directed Graph 的设置

（3）双击"可视化"窗格 >"生成视觉对象"选项卡 >"源"属性框中的"姓名"，输入"患者姓名"进行重命名，按回车键确认。

（4）进入"可视化"窗格 >"设置视觉对象格式"选项卡 >"视觉对象"页 >"链接"，启用"箭头"右侧的开关，以显示节点间连线的箭头；单击"颜色"下拉列表框，选择"按粗细"，以根据箭头粗细设置颜色，如图 7-4-6 所示。

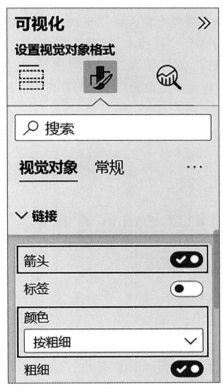

图 7-4-6　Force-Directed Graph 的设置

（5）单击"可视化"窗格 >"设置视觉对象格式"选项卡 >"常规"页 >"标题"，删除标题"文本"属性框中默认的标题文本，输入"患者与医生的关系"，完成图表标题修改，如图 7-4-7 所示。

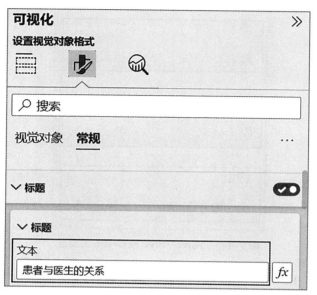

图 7-4-7　修改图表标题

2. 使用"Radar Chart"视觉对象显示各科室患者年龄的最大值和最小值

（1）单击"可视化"窗格 > "生成视觉对象"选项卡 > "Radar Chart"视觉对象按钮 ，创建"Radar Chart"视觉对象。

（2）选中上述"Radar Chart"视觉对象，将"tbl 医生"表的"科室"字段拖入"类别"属性框中；将"tbl 患者"表的"年龄"字段拖入"Y 轴"属性框中，单击所生成的"年龄的总和"项右侧的向下箭头，在菜单中选择"最小值"，如图 7-4-8 所示；将"tbl 患者"表的"年龄"字段再次拖入"Y 轴"属性框中，单击所生成的"年龄的总和"项右侧的向下箭头，在菜单中选择"最大值"。

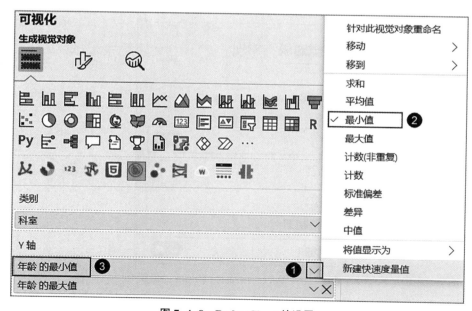

图 7-4-8　Radar Chart 的设置

（3）修改"Radar Chart"视觉对象的图表标题为"各科室患者年龄的最小值和最大值"。

3. 使用"Journey Chart"视觉对象显示科室、医生和患者的层级关系

（1）单击"可视化"窗格 > "生成视觉对象"选项卡 > "Journey Chart"视觉对象按钮 ，创建"Journey Chart"视觉对象。

（2）选中上述"Journey Chart"视觉对象，依次将"tbl 医生"表的"科室""医生姓名"字段和"tbl 患者"表的"姓名"字段拖入"Category Data"属性框中，将"tbl 病历"表的"病历 ID"字段拖入"Measure Data"属性框中。双击"Category Data"属性框中的"姓名"，在文本框中输入"患者姓名"进行重命名，按回车键确认，结果如图 7-4-9 所示。

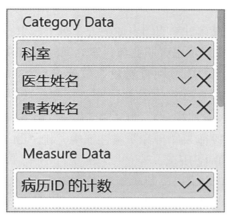

图 7-4-9　Journey Chart 的设置

（3）在"可视化"窗格 > "设置视觉对象格式"选项卡 > "视觉对象"中，关闭"legends"选项右侧的开关，去掉图表最上方的科室图例。

（4）修改"Journey Chart"视觉对象的图表标题为"科室 – 医生 – 患者"。

4. 使用"Rotating Tile"视觉对象分别显示医生、患者人数及科室数

（1）单击"可视化"窗格 > "生成视觉对象"选项卡 > "Rotating Tile"视觉对象按钮 ，创建"Rotating Tile"视觉对象。

（2）选中上述"Rotating Tile"视觉对象，将"tbl 医生"表的"医生 ID""科室"字段和"tbl 患者"表的"患者 ID"字段依次拖入"Measures"属性框中，如图 7-4-10 所示。

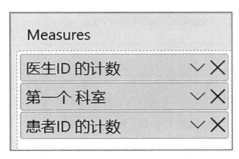

图 7-4-10　Rotating Tile 的初始设置

（3）单击"第一个 科室"项右侧的向下箭头，在弹出的菜单中选择"计数（非重复）"，以显示科室数。

（4）双击"Measures"属性框中的"医生 ID 的计数"项，输入"在职医生总人数"，按回车键确认。采用同样方法，将"Measures"属性框中的"科室的计数"项、"患者 ID 的计数"项，分别重命名为"开放科室总数""就诊患者总人数"，结果如图 7-4-11 所示。

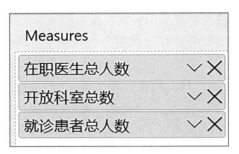

图 7-4-11　修改后的 Rotating Tile 设置

（5）修改"Rotating Tile"视觉对象的图表标题为"医生、患者人数及科室数"。

5. 使用"Sankey"视觉对象显示患者职业与科室之间的对应关系

（1）单击"可视化"窗格 >"生成视觉对象"选项卡 >"Sankey"视觉对象按钮，创建"Sankey"视觉对象。

（2）选中上述"Sankey"视觉对象，将"tbl 患者"表的"职业"字段拖入"源"属性框中，将"tbl 医生"表的"科室"字段拖入"目标"属性框中，将"tbl 病历"表的"病历 ID"字段拖入"称重"属性框中，如图 7-4-12 所示。

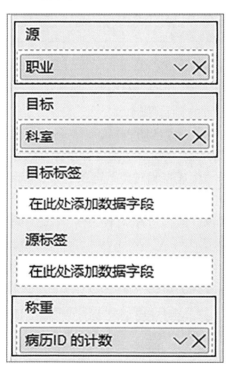

图 7-4-12　Sankey 的设置

（3）修改"Sankey"视觉对象的图表标题为"患者职业与科室的对应关系"。

6. 使用"Sunburst"视觉对象显示医生性别、职称和学历占比

（1）单击"可视化"窗格 >"生成视觉对象"选项卡 >"Sunburst"视觉对象按钮，创建"Sunburst"视觉对象。

（2）选中上述"Sunburst"视觉对象，将"tbl 医生"表的"性别""职称""学位"字段拖入"组"属性框中，将"tbl 医生"表的"医生 ID"字段拖入"值"属性框中，如图 7-4-13 所示。

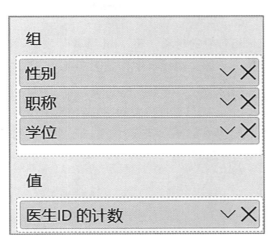

图 7-4-13　Sunburst 的设置

（3）在"可视化"窗格 >"设置视觉对象格式"选项卡 >"视觉对象"中，展开"组"，单击"女"下拉框，修改颜色为"# D9B300 主题颜色 7"，此分组中所有学历、职称下拉框中的颜色设置会同步修改，如图 7-4-14 所示。单击"男"下拉框，修改颜色为"#118DFF 主题颜色 1"，此分组中所有学历、职称下拉框中的颜色设置也会同步修改。

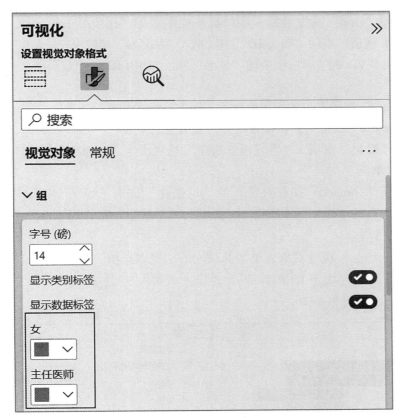

图 7-4-14　Sunburst 的颜色设置

（4）修改"Sunburst"视觉对象的图表标题为"医生性别、职称和学历占比"。

7. 使用"Word Cloud"视觉对象显示患者籍贯分布情况

（1）单击"可视化"窗格 >"生成视觉对象"选项卡 >"Word Cloud"视觉对象按钮 ，创建"Word Cloud"视觉对象。

（2）选中上述"Word Cloud"视觉对象，将"tbl 患者"表的"籍贯"字段拖入"类别"属性框中，将"患者 ID"字段拖入"值"属性框中，如图 7-4-15 所示。

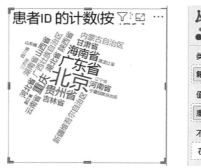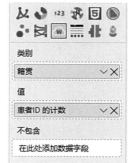

图 7-4-15　Word Cloud 的设置

（3）修改"Word Cloud"视觉对象的图表标题为"患者籍贯分布"。

8. 使用"Grid"视觉对象显示医生、患者和就诊次数

（1）单击"可视化"窗格 >"生成视觉对象"选项卡 >"Grid"视觉对象按钮▦，创建"Grid"视觉对象。

（2）选中上述"Grid"视觉对象，将"tbl 医生"表的"医生姓名"字段、"tbl 患者"表的"姓名"字段、"tbl 病历"表的"病历 ID"字段拖入"Values"属性框中。

（3）依次双击"Values"属性框中的"姓名"项、"病历 ID 的计数"项，分别修改为"患者姓名""就诊次数"。

（4）修改"Grid"视觉对象的图表标题为"医生、患者和就诊次数"。

9. 使用"Tornado"视觉对象比较各科室男女医生的人数

（1）单击"可视化"窗格 >"生成视觉对象"选项卡 >"Tornado"视觉对象按钮▉，创建"Tornado"视觉对象。

（2）选中上述"Tornado"视觉对象，将"tbl 医生"表的"科室"字段拖入"组"属性框中，将"tbl 医生"表的"性别"字段拖入"图例"属性框中，将"tbl 医生"表的"医生 ID"字段拖入"值"属性框中。

（3）选中"Tornado"视觉对象，单击其顶端的"更多选项"按钮…，选择"排列 轴"，可看到"排列 轴"默认为"医生 ID 的计数"，排序方式默认为"以降序排序"，实现各科室按医生人数降序纵向排列，如图 7-4-16。

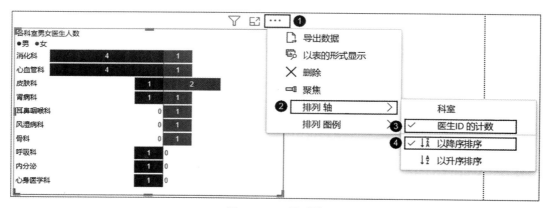

图 7-4-16　排列轴

（4）再次单击"Tornado"视觉对象顶端的"更多选项"按钮…，依次选择"排列 图例">"性别"，使视觉对象中的图例按"性别"字段的取值排列，排序方式为"以降序排序"，实现各图例按"女""男"的顺序横向排列，"女"对应的所有数据点图形均显示在左侧，"男"对应的所有数据点图形均显示在右侧，如图 7-4-17 所示。

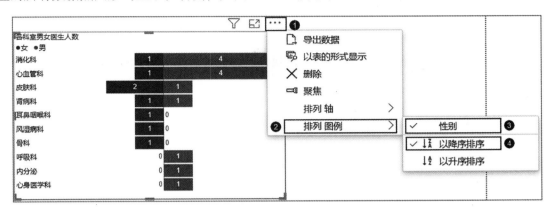

图 7-4-17　排列图例

（5）修改"Tornado"视觉对象的图表标题为"各科室男女医生人数"。

【知识点】

1. 外部视觉对象

外部视觉对象是指非 Power BI 内置视觉对象，由开发人员或组织根据具体需求而创建，也被称为"自定义视觉对象"。外部视觉对象文件的扩展名为 .pbiviz。

2. 获取外部视觉对象

除导入 .pbiviz 文件的方法外，用户可单击"可视化"窗格 > "生成视觉对象"选项卡 > "…"按钮，在菜单中选择"获取更多视觉对象"，然后在"Power BI 视觉对象"窗口中，选择"AppSource 视觉对象"，可从 AppSource 获取外部视觉对象，如图 7-4-18 所示。

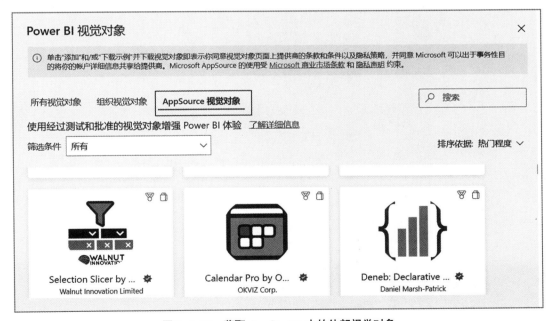

图 7-4-18　获取 AppSource 中的外部视觉对象

【思考与练习】

1. 打开"实例 4\ 思考与练习 1– 导入视觉对象.pbix",在本实例的基础上,依次选中各视觉对象,在"可视化"窗格 >"生成视觉对象"选项卡中,调整视觉对象的属性设置,观察视觉对象的可视化效果,并理解其用途。例如,将"Force–Directed Graph"视觉对象中的"源"和"目标"属性框中的字段互换。

2. 打开"实例 4\ 思考与练习 2– 调整表间关系.pbix",在"模型视图"中将"tbl 患者"表和"tbl 病历"表之间的双向筛选改为单向筛选,观察 Radar Chart 视觉对象的变化,并思考其中的原因。

全国中医药行业高等教育"十四五"规划教材

全国高等中医药院校规划教材（第十一版）

教材目录

注：凡标☆号者为"核心示范教材"。

（一）中医学类专业

序号	书　名	主　编		主编所在单位	
1	中国医学史	郭宏伟	徐江雁	黑龙江中医药大学	河南中医药大学
2	医古文	王育林	李亚军	北京中医药大学	陕西中医药大学
3	大学语文	黄作阵		北京中医药大学	
4	中医基础理论☆	郑洪新	杨　柱	辽宁中医药大学	贵州中医药大学
5	中医诊断学☆	李灿东	方朝义	福建中医药大学	河北中医药大学
6	中药学☆	钟赣生	杨柏灿	北京中医药大学	上海中医药大学
7	方剂学☆	李　冀	左铮云	黑龙江中医药大学	江西中医药大学
8	内经选读☆	翟双庆	黎敬波	北京中医药大学	广州中医药大学
9	伤寒论选读☆	王庆国	周春祥	北京中医药大学	南京中医药大学
10	金匮要略☆	范永升	姜德友	浙江中医药大学	黑龙江中医药大学
11	温病学☆	谷晓红	马　健	北京中医药大学	南京中医药大学
12	中医内科学☆	吴勉华	石　岩	南京中医药大学	辽宁中医药大学
13	中医外科学☆	陈红风		上海中医药大学	
14	中医妇科学☆	冯晓玲	张婷婷	黑龙江中医药大学	上海中医药大学
15	中医儿科学☆	赵　霞	李新民	南京中医药大学	天津中医药大学
16	中医骨伤科学☆	黄桂成	王拥军	南京中医药大学	上海中医药大学
17	中医眼科学	彭清华		湖南中医药大学	
18	中医耳鼻咽喉科学	刘　蓬		广州中医药大学	
19	中医急诊学☆	刘清泉	方邦江	首都医科大学	上海中医药大学
20	中医各家学说☆	尚　力	戴　铭	上海中医药大学	广西中医药大学
21	针灸学☆	梁繁荣	王　华	成都中医药大学	湖北中医药大学
22	推拿学☆	房　敏	王金贵	上海中医药大学	天津中医药大学
23	中医养生学	马烈光	章德林	成都中医药大学	江西中医药大学
24	中医药膳学	谢梦洲	朱天民	湖南中医药大学	成都中医药大学
25	中医食疗学	施洪飞	方　泓	南京中医药大学	上海中医药大学
26	中医气功学	章文春	魏玉龙	江西中医药大学	北京中医药大学
27	细胞生物学	赵宗江	高碧珍	北京中医药大学	福建中医药大学

序号	书　名	主　编		主编所在单位	
28	人体解剖学	邵水金		上海中医药大学	
29	组织学与胚胎学	周忠光	汪　涛	黑龙江中医药大学	天津中医药大学
30	生物化学	唐炳华		北京中医药大学	
31	生理学	赵铁建	朱大诚	广西中医药大学	江西中医药大学
32	病理学	刘春英	高维娟	辽宁中医药大学	河北中医药大学
33	免疫学基础与病原生物学	袁嘉丽	刘永琦	云南中医药大学	甘肃中医药大学
34	预防医学	史周华		山东中医药大学	
35	药理学	张硕峰	方晓艳	北京中医药大学	河南中医药大学
36	诊断学	詹华奎		成都中医药大学	
37	医学影像学	侯　键	许茂盛	成都中医药大学	浙江中医药大学
38	内科学	潘　涛	戴爱国	南京中医药大学	湖南中医药大学
39	外科学	谢建兴		广州中医药大学	
40	中西医文献检索	林丹红	孙　玲	福建中医药大学	湖北中医药大学
41	中医疫病学	张伯礼	吕文亮	天津中医药大学	湖北中医药大学
42	中医文化学	张其成	臧守虎	北京中医药大学	山东中医药大学
43	中医文献学	陈仁寿	宋咏梅	南京中医药大学	山东中医药大学
44	医学伦理学	崔瑞兰	赵　丽	山东中医药大学	北京中医药大学
45	医学生物学	詹秀琴	许　勇	南京中医药大学	成都中医药大学
46	中医全科医学概论	郭　栋	严小军	山东中医药大学	江西中医药大学
47	卫生统计学	魏高文	徐　刚	湖南中医药大学	江西中医药大学
48	中医老年病学	王　飞	张学智	成都中医药大学	北京大学医学部
49	医学遗传学	赵丕文	卫爱武	北京中医药大学	河南中医药大学
50	针刀医学	郭长青		北京中医药大学	
51	腧穴解剖学	邵水金		上海中医药大学	
52	神经解剖学	孙红梅	申国明	北京中医药大学	安徽中医药大学
53	医学免疫学	高永翔	刘永琦	成都中医药大学	甘肃中医药大学
54	神经定位诊断学	王东岩		黑龙江中医药大学	
55	中医运气学	苏　颖		长春中医药大学	
56	实验动物学	苗明三	王春田	河南中医药大学	辽宁中医药大学
57	中医医案学	姜德友	方祝元	黑龙江中医药大学	南京中医药大学
58	分子生物学	唐炳华	郑晓珂	北京中医药大学	河南中医药大学

（二）针灸推拿学专业

序号	书　名	主　编		主编所在单位	
59	局部解剖学	姜国华	李义凯	黑龙江中医药大学	南方医科大学
60	经络腧穴学☆	沈雪勇	刘存志	上海中医药大学	北京中医药大学
61	刺法灸法学☆	王富春	岳增辉	长春中医药大学	湖南中医药大学
62	针灸治疗学☆	高树中	冀来喜	山东中医药大学	山西中医药大学
63	各家针灸学说	高希言	王　威	河南中医药大学	辽宁中医药大学
64	针灸医籍选读	常小荣	张建斌	湖南中医药大学	南京中医药大学
65	实验针灸学	郭　义		天津中医药大学	

序号	书 名	主 编	主编所在单位	
66	推拿手法学☆	周运峰	河南中医药大学	
67	推拿功法学☆	吕立江	浙江中医药大学	
68	推拿治疗学☆	井夫杰 杨永刚	山东中医药大学	长春中医药大学
69	小儿推拿学	刘明军 邰先桃	长春中医药大学	云南中医药大学

（三）中西医临床医学专业

序号	书 名	主 编	主编所在单位	
70	中外医学史	王振国 徐建云	山东中医药大学	南京中医药大学
71	中西医结合内科学	陈志强 杨文明	河北中医药大学	安徽中医药大学
72	中西医结合外科学	何清湖	湖南中医药大学	
73	中西医结合妇产科学	杜惠兰	河北中医药大学	
74	中西医结合儿科学	王雪峰 郑 健	辽宁中医药大学	福建中医药大学
75	中西医结合骨伤科学	詹红生 刘 军	上海中医药大学	广州中医药大学
76	中西医结合眼科学	段俊国 毕宏生	成都中医药大学	山东中医药大学
77	中西医结合耳鼻咽喉科学	张勤修 陈文勇	成都中医药大学	广州中医药大学
78	中西医结合口腔科学	谭 劲	湖南中医药大学	
79	中药学	周祯祥 吴庆光	湖北中医药大学	广州中医药大学
80	中医基础理论	战丽彬 章文春	辽宁中医药大学	江西中医药大学
81	针灸推拿学	梁繁荣 刘明军	成都中医药大学	长春中医药大学
82	方剂学	李 冀 季旭明	黑龙江中医药大学	浙江中医药大学
83	医学心理学	李光英 张 斌	长春中医药大学	湖南中医药大学
84	中西医结合皮肤性病学	李 斌 陈达灿	上海中医药大学	广州中医药大学
85	诊断学	詹华奎 刘 潜	成都中医药大学	江西中医药大学
86	系统解剖学	武煜明 李新华	云南中医药大学	湖南中医药大学
87	生物化学	施 红 贾连群	福建中医药大学	辽宁中医药大学
88	中西医结合急救医学	方邦江 刘清泉	上海中医药大学	首都医科大学
89	中西医结合肛肠病学	何永恒	湖南中医药大学	
90	生理学	朱大诚 徐 颖	江西中医药大学	上海中医药大学
91	病理学	刘春英 姜希娟	辽宁中医药大学	天津中医药大学
92	中西医结合肿瘤学	程海波 贾立群	南京中医药大学	北京中医药大学
93	中西医结合传染病学	李素云 孙克伟	河南中医药大学	湖南中医药大学

（四）中药学类专业

序号	书 名	主 编	主编所在单位	
94	中医学基础	陈 晶 程海波	黑龙江中医药大学	南京中医药大学
95	高等数学	李秀昌 邵建华	长春中医药大学	上海中医药大学
96	中医药统计学	何 雁	江西中医药大学	
97	物理学	章新友 侯俊玲	江西中医药大学	北京中医药大学
98	无机化学	杨怀霞 吴培云	河南中医药大学	安徽中医药大学
99	有机化学	林 辉	广州中医药大学	
100	分析化学（上）（化学分析）	张 凌	江西中医药大学	

序号	书　名	主　编		主编所在单位	
101	分析化学（下）（仪器分析）	王淑美		广东药科大学	
102	物理化学	刘　雄	王颖莉	甘肃中医药大学	山西中医药大学
103	临床中药学☆	周祯祥	唐德才	湖北中医药大学	南京中医药大学
104	方剂学	贾　波	许二平	成都中医药大学	河南中医药大学
105	中药药剂学☆	杨　明		江西中医药大学	
106	中药鉴定学☆	康廷国	闫永红	辽宁中医药大学	北京中医药大学
107	中药药理学☆	彭　成		成都中医药大学	
108	中药拉丁语	李　峰	马　琳	山东中医药大学	天津中医药大学
109	药用植物学☆	刘春生	谷　巍	北京中医药大学	南京中医药大学
110	中药炮制学☆	钟凌云		江西中医药大学	
111	中药分析学☆	梁生旺	张　彤	广东药科大学	上海中医药大学
112	中药化学☆	匡海学	冯卫生	黑龙江中医药大学	河南中医药大学
113	中药制药工程原理与设备	周长征		山东中医药大学	
114	药事管理学☆	刘红宁		江西中医药大学	
115	本草典籍选读	彭代银	陈仁寿	安徽中医药大学	南京中医药大学
116	中药制药分离工程	朱卫丰		江西中医药大学	
117	中药制药设备与车间设计	李　正		天津中医药大学	
118	药用植物栽培学	张永清		山东中医药大学	
119	中药资源学	马云桐		成都中医药大学	
120	中药产品与开发	孟宪生		辽宁中医药大学	
121	中药加工与炮制学	王秋红		广东药科大学	
122	人体形态学	武煜明	游言文	云南中医药大学	河南中医药大学
123	生理学基础	于远望		陕西中医药大学	
124	病理学基础	王　谦		北京中医药大学	
125	解剖生理学	李新华	于远望	湖南中医药大学	陕西中医药大学
126	微生物学与免疫学	袁嘉丽	刘永琦	云南中医药大学	甘肃中医药大学
127	线性代数	李秀昌		长春中医药大学	
128	中药新药研发学	张永萍	王利胜	贵州中医药大学	广州中医药大学
129	中药安全与合理应用导论	张　冰		北京中医药大学	
130	中药商品学	闫永红	蒋桂华	北京中医药大学	成都中医药大学

（五）药学类专业

序号	书　名	主　编		主编所在单位	
131	药用高分子材料学	刘　文		贵州医科大学	
132	中成药学	张金莲	陈　军	江西中医药大学	南京中医药大学
133	制药工艺学	王　沛	赵　鹏	长春中医药大学	陕西中医药大学
134	生物药剂学与药物动力学	龚慕辛	贺福元	首都医科大学	湖南中医药大学
135	生药学	王喜军	陈随清	黑龙江中医药大学	河南中医药大学
136	药学文献检索	章新友	黄必胜	江西中医药大学	湖北中医药大学
137	天然药物化学	邱　峰	廖尚高	天津中医药大学	贵州医科大学
138	药物合成反应	李念光	方　方	南京中医药大学	安徽中医药大学

序号	书名	主编		主编所在单位	
139	分子生药学	刘春生	袁媛	北京中医药大学	中国中医科学院
140	药用辅料学	王世宇	关志宇	成都中医药大学	江西中医药大学
141	物理药剂学	吴清		北京中医药大学	
142	药剂学	李范珠	冯年平	浙江中医药大学	上海中医药大学
143	药物分析	俞捷	姚卫峰	云南中医药大学	南京中医药大学

（六）护理学专业

序号	书名	主编		主编所在单位	
144	中医护理学基础	徐桂华	胡慧	南京中医药大学	湖北中医药大学
145	护理学导论	穆欣	马小琴	黑龙江中医药大学	浙江中医药大学
146	护理学基础	杨巧菊		河南中医药大学	
147	护理专业英语	刘红霞	刘娅	北京中医药大学	湖北中医药大学
148	护理美学	余雨枫		成都中医药大学	
149	健康评估	阚丽君	张玉芳	黑龙江中医药大学	山东中医药大学
150	护理心理学	郝玉芳		北京中医药大学	
151	护理伦理学	崔瑞兰		山东中医药大学	
152	内科护理学	陈燕	孙志岭	湖南中医药大学	南京中医药大学
153	外科护理学	陆静波	蔡恩丽	上海中医药大学	云南中医药大学
154	妇产科护理学	冯进	王丽芹	湖南中医药大学	黑龙江中医药大学
155	儿科护理学	肖洪玲	陈偶英	安徽中医药大学	湖南中医药大学
156	五官科护理学	喻京生		湖南中医药大学	
157	老年护理学	王燕	高静	天津中医药大学	成都中医药大学
158	急救护理学	吕静	卢根娣	长春中医药大学	上海中医药大学
159	康复护理学	陈锦秀	汤继芹	福建中医药大学	山东中医药大学
160	社区护理学	沈翠珍	王诗源	浙江中医药大学	山东中医药大学
161	中医临床护理学	裘秀月	刘建军	浙江中医药大学	江西中医药大学
162	护理管理学	全小明	柏亚妹	广州中医药大学	南京中医药大学
163	医学营养学	聂宏	李艳玲	黑龙江中医药大学	天津中医药大学
164	安宁疗护	邸淑珍	陆静波	河北中医药大学	上海中医药大学
165	护理健康教育	王芳		成都中医药大学	
166	护理教育学	聂宏	杨巧菊	黑龙江中医药大学	河南中医药大学

（七）公共课

序号	书名	主编		主编所在单位	
167	中医学概论	储全根	胡志希	安徽中医药大学	湖南中医药大学
168	传统体育	吴志坤	邵玉萍	上海中医药大学	湖北中医药大学
169	科研思路与方法	刘涛	商洪才	南京中医药大学	北京中医药大学
170	大学生职业发展规划	石作荣	李玮	山东中医药大学	北京中医药大学
171	大学计算机基础教程	叶青		江西中医药大学	
172	大学生就业指导	曹世奎	张光霁	长春中医药大学	浙江中医药大学

序号	书名	主编		主编所在单位	
173	医患沟通技能	王自润	殷越	大同大学	黑龙江中医药大学
174	基础医学概论	刘黎青	朱大诚	山东中医药大学	江西中医药大学
175	国学经典导读	胡真	王明强	湖北中医药大学	南京中医药大学
176	临床医学概论	潘涛	付滨	南京中医药大学	天津中医药大学
177	Visual Basic 程序设计教程	闫朝升	曹慧	黑龙江中医药大学	山东中医药大学
178	SPSS 统计分析教程	刘仁权		北京中医药大学	
179	医学图形图像处理	章新友	孟昭鹏	江西中医药大学	天津中医药大学
180	医药数据库系统原理与应用	杜建强	胡孔法	江西中医药大学	南京中医药大学
181	医药数据管理与可视化分析	马星光		北京中医药大学	
182	中医药统计学与软件应用	史周华	何雁	山东中医药大学	江西中医药大学

（八）中医骨伤科学专业

序号	书名	主编		主编所在单位	
183	中医骨伤科学基础	李楠	李刚	福建中医药大学	山东中医药大学
184	骨伤解剖学	侯德才	姜国华	辽宁中医药大学	黑龙江中医药大学
185	骨伤影像学	栾金红	郭会利	黑龙江中医药大学	河南中医药大学洛阳平乐正骨学院
186	中医正骨学	冷向阳	马勇	长春中医药大学	南京中医药大学
187	中医筋伤学	周红海	于栋	广西中医药大学	北京中医药大学
188	中医骨病学	徐展望	郑福增	山东中医药大学	河南中医药大学
189	创伤急救学	毕荣修	李无阴	山东中医药大学	河南中医药大学洛阳平乐正骨学院
190	骨伤手术学	童培建	曾意荣	浙江中医药大学	广州中医药大学

（九）中医养生学专业

序号	书名	主编		主编所在单位	
191	中医养生文献学	蒋力生	王平	江西中医药大学	湖北中医药大学
192	中医治未病学概论	陈涤平		南京中医药大学	
193	中医饮食养生学	方泓		上海中医药大学	
194	中医养生方法技术学	顾一煌	王金贵	南京中医药大学	天津中医药大学
195	中医养生学导论	马烈光	樊旭	成都中医药大学	辽宁中医药大学
196	中医运动养生学	章文春	邬建卫	江西中医药大学	成都中医药大学

（十）管理学类专业

序号	书名	主编		主编所在单位	
197	卫生法学	田侃	冯秀云	南京中医药大学	山东中医药大学
198	社会医学	王素珍	杨义	江西中医药大学	成都中医药大学
199	管理学基础	徐爱军		南京中医药大学	
200	卫生经济学	陈永成	欧阳静	江西中医药大学	陕西中医药大学
201	医院管理学	王志伟	翟理祥	北京中医药大学	广东药科大学
202	医药人力资源管理	曹世奎		长春中医药大学	
203	公共关系学	关晓光		黑龙江中医药大学	

序号	书　名	主　编	主编所在单位	
204	卫生管理学	乔学斌　王长青	南京中医药大学	南京医科大学
205	管理心理学	刘鲁蓉　曾　智	成都中医药大学	南京中医药大学
206	医药商品学	徐　晶	辽宁中医药大学	

（十一）康复医学类专业

序号	书　名	主　编	主编所在单位	
207	中医康复学	王瑞辉　冯晓东	陕西中医药大学	河南中医药大学
208	康复评定学	张　泓　陶　静	湖南中医药大学	福建中医药大学
209	临床康复学	朱路文　公维军	黑龙江中医药大学	首都医科大学
210	康复医学导论	唐　强　严兴科	黑龙江中医药大学	甘肃中医药大学
211	言语治疗学	汤继芹	山东中医药大学	
212	康复医学	张　宏　苏友新	上海中医药大学	福建中医药大学
213	运动医学	潘华山　王　艳	广东潮州卫生健康职业学院	黑龙江中医药大学
214	作业治疗学	胡　军　艾　坤	上海中医药大学	湖南中医药大学
215	物理治疗学	金荣疆　王　磊	成都中医药大学	南京中医药大学